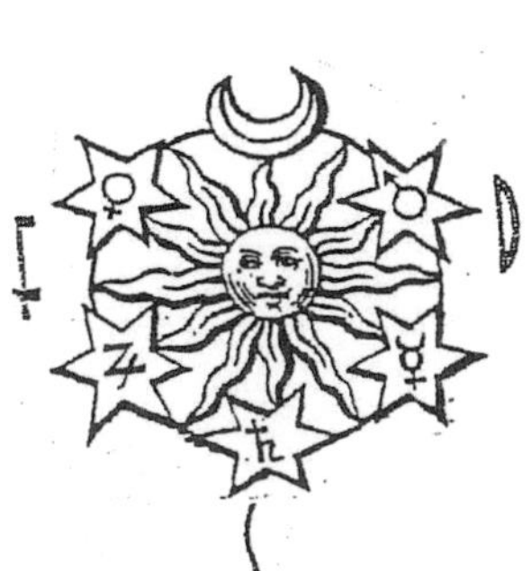

Edition Aesculap

Verlag Frank-Daniel Schulten

Paracelsus

Die kleine Wundarznei

Zum ersten Mal vollständig in modernes Hochdeutsch übertragen und mit Anmerkungen versehen von

Daniel Hornfisher

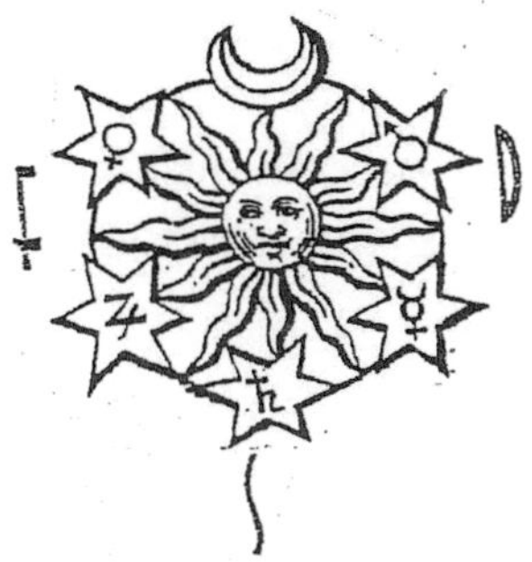

Edition Aesculap
Verlag Frank-Daniel Schulten

Die Originalausgabe erschien 1608 zu Straßburg.

1. Auflage, Oktober 2011.

www.fulcanelli.de
www.fulcanelli.eu
www.schulten-verlag.de

Herstellung: BOD GmbH, Norderstedt.
Umschlaggestaltung: Satzstudio Grete C. Roth, Emden.
Titelbild: Abdruck mit freundlicher Erlaubnis der
Universitätsbibliothek Leiden, Hss. Signatur: VCF 24 f.2v.

Printed in Germany.
ISBN: 978 -3-932961-95-3

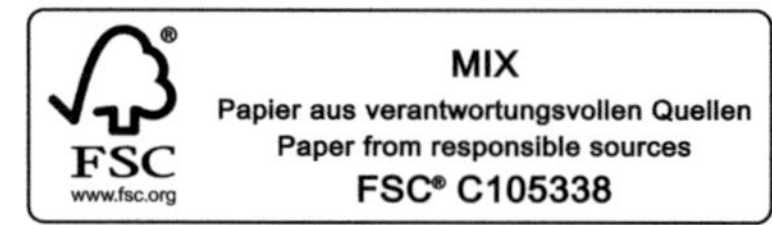

INHALTSVERZEICHNIS

Einleitung

Daniel Hornfisher

Als der Wiener Arzt und Psychologe Dr. Bernhard Aschner (1883-1960) in der Endphase der Weimarer Republik seine Übersetzung paracelsischer Werke in modernes Hochdeutsch veröffentlichte, sah er sich Anfeindungen aus dem Lager der damaligen Medizinhistoriker ausgesetzt. Dabei hatte er von Anfang an stets deutlich gemacht, daß es ihm bei seiner Übertragung nicht darum ging, dem Philologen und Geschichtswissenschaftler gerecht zu werden, sondern er wollte den Inhalt dieses Textkorpus einer breiten Leserschaft zugänglich machen. Sein Ziel war es, daß die Werke Hohenheims tatsächlich gelesen, verstanden und – im Idealfall - in der heilkundlichen Praxis angewendet werden. Der bis heute andauernde Erfolg seiner Edition hat Aschner, trotz mancher inhaltlicher Mängel, die man aber auch Sudhoffs Gesamtausgabe bescheinigen kann, recht gegeben. Wann immer in naturheilkundlichen Veröffentlichungen seither auf Paracelsus Bezug genommen wird, ist es häufig diese Übersetzung, auf die man dabei zurückgreift. Dabei wird jedoch oft übersehen, daß Aschner keineswegs die Gesamtheit des paracelsischen Oeuvres in neuem Gewand herausgegeben hat. Somit geht der Rückgriff auf diese spezifische Textvariante immer mit einer gewissen inhaltlichen Reduktion einher. Beispielsweise ist Aschners angekündigte Übertragung des umfangreichen chirurgischen Schrifttums Hohenheims niemals erschienen. Diese Lücke soll das vorliegende Buch wenigstens zu einem kleinen Teil schließen.

Die *Kleine Wundarznei* erschien erstmals 1595, herausgegeben von dem Arzt und Spagyriker Conrad Khunrath (ca. 1555-ca.1614), dem älteren Bruder des bekannten Theoalchemikers Heinrich Khunrath (1560-1605). Sie fand dann 1605 Eingang in die von Lazarus Zetzner verlegten *„Chirurgischen Bücher und Schrifften"*. Diese Ausgabe wurde von den Erben des zuvor verstorbenen Johannes Huser besorgt. Dort taucht sie in zwei verschiedenen Versionen auf. Der Grund für die Existenz dieser beiden Fassungen ist die Tatsache, daß es sich bei der *„Kleinen Wundarznei"* um die Mitschrift der Vorlesungen handelt, die Paracelsus im Wintersemester 1527/28 an der

Universität Basel hielt. Eine Version stammt von Hohenheims Famulus Johannes Oporinus (eigentlich Johannes Herbst, 1507-1568). Sie findet sich bei Huser[1] auf den Seiten 552-570. Die zweite und bekannteste Fassung geht jedoch auf Basilius Amerbach den Älteren[2] (1488-1535) zurück, der als Nichtmediziner an Hohenheims Baseler Vorlesungen teilnahm. Bei Huser wurde sie auf den Seiten 459-475 abgedruckt, und auch die bereits zuvor erschienene Version von Khunrath stützt sich auf diese Niederschrift. Trotz einiger Unterschiede stimmen diese Varianten der *„Kleinen Wundarznei"* in weiten Teilen überein.

Beiden Versionen ist gemeinsam, daß sie in einem Gemisch aus Latein und Deutsch geschrieben sind. Das könnte eventuell Rückschlüsse auf die Gepflogenheiten Hohenheims als Lehrender zum Zeitpunkt ihrer Niederschrift zulassen. Bereits im Jahre 1608 erschien dann zu Straßburg eine deutsche Übersetzung, welche der emsige Herausgeber Benedikt(us) Figulus besorgte. Die vorliegende Neuausgabe basiert auf dieser Textfassung[3], von der Figulus mehrfach versichert, daß sie auf dem Originalmanuskript des Basilius Amerbach fußt. Der Grund für den Rückgriff unseres Neudrucks auf gerade diese Vorlage besteht einerseits darin, daß Figulus bekannt ist für sein Bemühen um Texttreue. Zum anderen ist der Text auch kulturhistorisch besonders interessant, kann man doch an den immer wieder auftauchenden Einschüben aus der Feder des Herausgeber gut ablesen, wie stark die ideologischen Grabenkämpfe um die Deutungshoheit über das paracelsische Werk zu Beginn des 17. Jahrhunderts teilweise schon gediehen waren. Auch Figulus' Vita selbst ist in dieser Hinsicht exemplarisch. Wenn wir seinen - nur fragmentarisch nachvollziehbaren - Lebensweg betrachten, so begegnet uns darin nämlich die ganze Zerrissenheit seiner an Wirrnissen

---

[1] Der Einfachheit halber bezeichnen wir diese Druckausgabe in der Folge durchgehend als „Huser", da sie auf den Nachlaß dieses berühmten Herausgebers zurückgeht und von seinen Erben besorgt wurde, die ebenfalls seinen Namen trugen.

[2] Dieser Basilius Amerbach darf nicht mit seinem gleichnamigen Neffen verwechselt werden, der ein bekannter Jurist, Kunstsammler und zugleich Stadtsyndikus von Basel war. Er lebte jedoch erst später, nämlich von 1533-1591.

[3] Die angehängten Traktate des Bartholomäus Carrichter (1510-1567) wurden in diese Neuausgabe nicht aufgenommen, da sie mit dem eigentlichen Paracelsustext keine Verbindung haben.

überreichen Epoche. Zwar mahnte bereits Peuckert (1956, S. 361) „eine Geschichte Figuli" an. Lange gehörte eine detaillierte Lebensbeschreibung dieses Hermetikers jedoch zu den Desiderata der Alchemieforschung. Auch John Ferguson (1906, Band 1, S. 275) bemerkte zu diesem Thema lapidar: „Von seinem Leben existieren keine Nachrichten, obschon seine Bücher bekannt sind." Einzig Joachim Telle, der versierteste zeitgenössische Alchemiehistoriker deutscher Zunge, hat eine bemerkenswerte Skizze der Vita dieses „weit beschrieenden Alchymisten und Kenners magischer Schriften" (Peuckert, a.a.O., S. 358) verfaßt[4], auf die sich die folgenden Ausführungen stützen:

Figulus, der vermutlich Töpfer (evtl. Hafner) hieß, wurde am 29.12.1567 in Uttenhofen geboren. Wegen begrenzter finanzieller Mittel konnte er sein ursprüngliches Ziel, die Doktorenwürde zu erlangen, nicht in die Tat umsetzen. So war er genötigt, verschiedene Berufe an unterschiedlichen Orten auszuüben. Gegen 1600 weilte Figulus in Lipprichhausen, wo er kurze Zeit als lutherischer Prediger wirkte, bevor er im Jahre 1601 aufgrund seines Glaubens die Stadt verlassen mußte. Dieses Ereignis verdammte ihn endgültig zu einem unsteten Wanderleben, das nun charakterprägend für ihn sein sollte. Mit dem ihm eigenen Hang zur Schwärmerei überzeichnete er sein persönliches Getriebensein quasi zu einem „Spiegel des Lebens Paracelsi", denn in der Gedankenwelt Hohenheims fand er seine neue geistige Heimat. Wie Paracelsus sollte er fortan „im Schnee seines Elends" durch die Lande irren. Figulus' starke Bewunderung für sein großes Vorbild zeigt sich in zahlreichen Passagen der von ihm herausgegebenen Bücher, wo er die hohenheimsche Philosophie mit glühenden Worten preist. In ihr und der mit ihr verbundenen hermetisch-alchemistischen Weltsicht fand er das, was ihm die gewöhnliche Theologie und Wissenschaft nicht zu bieten vermochten: den Blick in das verborgene „Buch der Natur" und die Aussicht, wahre Weisheit zu erlangen. Diese Tatsache veranlaßte ihn zu dem schwärmerischen Schritt, sich selbst im Jahre 1604 an einem nicht mehr nachvollziehbaren Ort öffentlich zu einem Schüler Hohenheims zu erklären. Von diesem Zeitpunkt an hatte er endgültig mit dem universitären Schulwissen gebrochen und suchte seine Inspiration in der Gedankenwelt der Hermetik.

---

[4] Telle, 1987.

In den Folgejahren lassen sich dann nur einige Wegmarken seiner Wanderschaft sicher ausmachen:

- 1604 hielt sich Figulus in Tübingen und Straßburg auf. Seine finanziellen Schwierigkeiten waren noch immer drückend, so daß er von Martin Crusius mindestens einmal finanzielle Unterstützung empfing.
- Die Jahre 1606 und 1607 führten seinen Weg - wie zuvor schon Paracelsus - nach Tirol und Kärnten. Außerdem ist ein Besuch in Frankfurt nachgewiesen.
- In den beiden folgenden Jahren hielt sich Figulus in Hagenau und Nürnberg auf. Auch in Hagenau mußte er offizielle Nachstellungen erdulden. Diesmal entzündeten sich die Gemüter jedoch weniger an seiner Konfession als vielmehr an der „wilden Ehe" mit einer namentlich nicht näher erwähnten Dame. Die geschilderten Ereignisse wiederholten sich kurz darauf ebenfalls in Freiburg, so daß er abermals nach Straßburg weiterreiste.
- In den Jahren 1608-1609 erschienen die wichtigsten rein alchemistischen Sammelschriften, die Figulus zusammenstellte.
- Gegen 1610 ging Figulus erneut ins Tiroler Land. Etwas später zog es ihn nach Kassel. Dort genoß Landgraf Moritz (1572-1632) als Förderer alchemistischen Forschens unter Laboranten einen guten Ruf, wobei er freilich mehr als einmal Opfer chymischer Beutelschneider wurde. (Siehe dazu Jost Weyers voluminöse Untersuchung *Landgraf Moritz von Hessen - Kassel und die Alchemie*, Franken 1992.) Figulus teilte Moritz einige seiner alchemistischen Arkana mit, und es finden sich auch heute noch Druckwerke und Autographen unseres Paracelsisten in den Überresten der landgräflichen Bibliothek. Figulus wollte mit seiner Frau und seinen Kindern ein neues Leben in Worms beginnen und hoffte, daß Moritz ihn beim Erlangen der Bürgerrechte behilflich sein würde. Zu diesem Zweck hatte er sogar kurz vorher in Straßburg offiziell geheiratet, um wenigstens in dieser Hinsicht keine neuen Angriffspunkte zu bieten. Warum es dennoch nicht zu einer Übersiedelung nach Worms kam, ist nicht überliefert. Weitere Details zur Rolle Figulus' am Hofe des Landgrafen finden sich in der Studie von Bruce T. Moran: *„The Alchemical World of the Ger-*

man Court. Occult Philosophy and Chemical Medicine in the Circle of Moritz of Hessen" (1572 - 1632)", Sudhoffs Archiv, Beiheft 29, Stuttgart 1991.

- 1612 weilte Figulus in Augsburg, wo er den Paracelsisten und Häretiker Karl Widemann traf. Im selben Jahr erließ der Innsbrucker Erzherzog Maximilian gegen unseren Wandergesellen einen Haftbefehl wegen Ketzerei. Ob er in die Tat umgesetzt wurde, ist nicht überliefert. Die letzte offizielle Verfolgung blieb dies aber nicht, denn noch 1617 wurde Figulus aus Straßburg ausgewiesen, weil „er allerhandt irrige meinungen habe vnd sonsten allerhand anstellt", wie der Straßburger Ammeister orakelte (zitiert nach Telle, a.a.O., S. 308). Wie gefährlich für Leib und Leben seine pansophischen Bestrebungen sein konnten, zeigt das Schicksal des Figulusfreundes Adam Haslmayr (ca. 1560-ca. 1631). Dieser Tiroler Notar und Alchemist nahm regen Anteil an der theosophischen und rosenkreuzerischen Reformbewegung des frühen siebzehnten Jahrhunderts[5]. Deswegen wurde er verhaftet und in Genua mit Galeerenhaft bestraft. Die Tiroler Behörde war in Haslmayrs Schriftbesitz auf mehrere „Missive" von Figulus gestoßen, denen man entnehmen konnte, Figulus und Haslmayr hätten „sondere Correspondentz vnd Kundschafft mit einander gehabt". Sie erkannte in Figulus einen „adhaerenten" ihres „in Religion sachen übel verkehrten" Untertanen Haslmayr. Daher setzte sie Ende des Jahres 1612 im habsburgischen Vorderösterreich Häscher auf Figulus' Fersen, damit „dergleichen verfierte Leuth ihre Ketzereyen nit etwa weitter spargieren". (Telle, a.a.O., S. 313)
- In Vaihingen traf Figulus Johann Valentin Andreae (irgendwann zwischen 1614 und 1620). Über diese Begegnung existieren viele Mutmaßungen, nicht zuletzt, weil sich in den Schriften Figulus' bereits Jahre vor der Drucklegung der ersten Rosenkreuzertexte viele Gedanken ausformuliert finden, die in dieser Bewegung später maßgeblich sein sollten. Schmeichelhaft äußerte sich Andreae freilich nicht über den fahrenden Theoalchemiker, den er als „Herumtreiber" bezeichnete. Das mag an Figulus Lebenswandel gelegen haben, dessen Freisinn auch in der Liebe nicht dazu angetan gewesen sein mochte, das Herz des im Kern stets

[5] Zu diesem Thema siehe: Gilly; Carlos: *Adam Haslmayr. Der erste Verkünder der Manifeste der Rosenkreuzer*, Amsterdam 1994.

konservativ gebliebenen Andreae für ihn zu erwärmen. Dennoch hat man in neuerer Zeit einen weitreichenden Einfluß von Figulus auf Andreae postuliert.[6] Schon Peuckert (a.a.O., S. 360 ff.) machte auf deutliche Parallelen zwischen der Ideenwelt beider Autoren aufmerksam. Damit war er jedoch nicht der Erste, denn Johann Salomon Semler (1725-1791) tat dies bereits in seiner 1786 erschienenen *„Unpartheiischen Samlungen* (sic!) *zur Historie der Rosenkreuzer“* (Teil 1, S. 30). Dabei darf freilich nicht übersehen werden, daß die Texte Andreaes bereits vor ihrer Drucklegung in handschriftlicher Form kursierten. Sie könnten auf diese Weise umgekehrt Einfluß auf Figulus genommen haben.

- Figulus' Todesdatum läßt sich anhand der vorliegenden Quellenlage nicht mehr ermitteln. Seine Spur verliert sich nach 1617 im Dunkel des finsteren Zeitalters, in dem Europa nun versinken sollte.

Neben seiner publizistischen Tätigkeit als Herausgeber chymischer und paracelsischer Schriften sollte nicht unerwähnt bleiben, daß Figulus als „Poeta laureatus” ebenfalls Werke der Dichtkunst veröffentlichte. Auch wenn sich unter seinen überlieferten Einzeldrucken keine eigentlichen alchemistischen Poeme finden, so ist der Hang zur Lyrik doch vielen Hermetikern gemeinsam:

- *CARMEN HEROICVM Insignia Megalandri Lutheri complectens. CVI ANNEXA EST ELEGIA, IN LAVDEM PANACEAE AM - WALdinae, eiusque autoris.* Stuttgart 1600
- *Psalmi CXIX regii prophetae Davidis paraphrasis*, o.O. 1602
- *Lamenta sive carmina lugubria*, Mainz 1602

---

[6] Siehe z.B. Richard van Dülmen: *Die Utopie einer christlichen Gesellschaft. Johann Valentin Andreae, T. 1*, Stuttgart - Bad Cannstadt 1978, S. 52 ff. sowie Martin Brecht: *Johann Valentin Andreae. Weg und Programm eines Reformers zwischen Reformation und Moderne*, in: M. Brecht (Hrsg.): *Theologen und Theologie an der Universität Tübingen. Beiträge zur Geschichte der Evangelisch - theologischen Fakultät*”, Tübingen 1977, S. 270 ff. Beide Texte sind allerdings erheblich spekulativ und mit Fehlern behaftet.

- *Klag vnd Grabschrifft. Vber (...) der (...) Matronen/Veronicae, Gebornen von Andlaw etc. deß (...) Bernhard von Millenheim/in Straßburg wohnhafft/Ehlichen Haußfrawen,* Straßburg (?) 1604
- *Epithalamion*, Straßburg 1605[7]

Seine die Zeiten überdauernde Bekanntheit verdankt Figulus jedoch nicht dem Reimeschmieden, sondern seiner editorischen Tätigkeit bei der Drucklegung alchemistischer und medizinischer Abhandlungen. Neben dem hier vorliegenden Buch brachte Figulus in den von erstaunlicher Aktivität geprägten Jahren 1608 und 1609 die folgenden Konvolute und Einzeltexte heraus:

- *Thesaurinella Olympica aurea tripartita (...),* Frankfurt 1608 sowie Frankfurt & Hamburg 1682
- *HORTVLVS OLYMPICVS AVREOLVS (...),* Frankfurt 1608 sowie Frankfurt und Hamburg 1682. Außerdem enthalten in: *Neue Sammlung von einigen alten und sehr rar gewordenen Philosophisch und Alchymistischen Schriften*, Teil II, Frankfurt & Leipzig 1770
- *Paradisus Aureolus Hermeticus(…)*, Frankfurt 1608 sowie Frankfurt und Hamburg 1682
- *PANDORA MAGNALIUM NATURALIUM AUREA ET BENEDICTA (...)*, Straßburg 1608. Eine nicht immer gelungene Übersetzung des umtriebigen Okkultisten Arthur E. Waite erschien 1893 zu London: *A Golden and Blessed Casket of Nature's Marvels. Now first done into English from the German Original published at Straßburg in the Year 1608.*
- *ROSARIVM NOVUM OLYMPICVM (…)*, Basel 1608
- Paracelsus: *Zween vnderschiedene Tractat*, Straßburg 1608
- Paracelsus: *Kleine Wund-Artzney*, Straßburg 1608, Ndr. Lindau 1982
- Heinrich Khunrath: *DE IGNE MAGORUM PHILOSOPHORUM*, Straßburg 1608 sowie Straßburg 1700 und Leipzig 1783
- Guido Magnus de Monte: *AVRIGA BENEDICTVS SPAGYRICUS MINOR, MAJORIS PRODOMUS*, Nürnberg 1609. Diese Schrift fand

[7] Liste nach: Telle, 1987, S. 314-315.

später unter dem Titel „*Phoenix atropicus de morte redux*" Eingang in verschiedene Sammelbände und wurde zuweilen auch noch einzeln gedruckt, z.B. o.O. 1681, Ndr. Iserlohn 1999.

Was die von ihm herausgegebenen Sammlungen - neben der inhaltlichen Qualitat der darin versammelten Traktate - ausmacht, ist die Sorgfalt, die Figulus darauf verwendet hat, möglichst nur auf der Grundlage unverfälschter Originalmanuskripte zu drucken. Sein großes Projekt der geplanten Herausgabe der theologischen Bücher Hohenheims konnte er leider nicht verwirklichen. Diese Aufgabe blieb erst Kurt Goldammer vorbehalten, der im 20. Jahrhundert mit der Veröffentlichung begann.[8]

Dennoch hat sein Bemühen um Texttreue bei den anderen von Figulus edierten Schriften schon frühzeitig Anerkennung gefunden. Von der Linden (1794/1995, S. 38 ff.) schreibt beispielsweise: „Alles was Figulus gesammelt und herausgegeben hat, ist schätzbar. (...) Alle diese Sammlungen von Figulus, insbesondere die ersten Auflagen sind einzig in ihrer Art, sie haben das vor vielen anderen voraus, daß er ohne Neid und alles nach den Originalen geliefert hat. Zu bedauern ist es: daß wir von ihm nicht auch die [theologischen] Schriften des Theophrastus haben, so wie er sie heraus zu geben sich vorgenommen, und sich sehr viele Mühe zu ihrer Herbeybringung gegeben hat." Selbst der sonst so kritische Karl Sudhoff mußte anerkennen: „Nicht selten sind die Lesarten des Figulus entschieden besser [im Gegensatz zur Huserschen Paracelsus-Gesamtausgabe], nämlich wo die Folioausgabe, wie so oft, nachlässig gedruckt ist. Jedenfalls hat Figulus ein eigenes Manuskript benutzt, welches er sorgfältiger bearbeitet hat, als Husers Erben ihr angebliches Autogramm." (Sudhoff, 1894, S. 478)

---

[8] Theophrast von Hohenheim, genannt Paracelsus: *Sämtliche Werke. Zweite Abteilung, Theologische und religionsphilosophische Schriften*, Teil I", München: (R. Oldenbourg) 1922; Teil II - VII, Wiesbaden 1955 ff., *Supplementband*, Wiesbaden 1973.

Dieser Linie schließt sich auch Joachim Telle teilweise an: „Figulus gründete seine Ausgaben nur in geringen Ausmaßen auf Abdrucke, sondern hat sie hauptsächlich aus seinen 'selbsteigenen Collectaneis Scriptis, so ich (Figulus) in meinen Iteribus bekommen', zusammengestellt, so daß sie heute ein textgeschichtlich wertvolles Corpus darstellen. Auch zeichnet ihn eine textkritische Haltung aus, die sich insbesondere in Hinweisen auf die textlich versehrte Gestalt bestimmter Fachschriftabdrucke niederschlug. Gleichwohl hält seine herausgeberische Leistung keinem Vergleich mit den textkritischen Leistungen humanistischer Arztphilologen stand." (Telle, 1987, S. 320)

Aus diesem Grund verwundert es, daß Sudhoff an anderer Stelle die Mutmaßung äußert, Figulus habe -trotz seiner ausdrücklichen Versicherung- die Herausgabe der *Kleinen Wundarznei* nicht nach der originalen Handschrift des Basilius Amerbach vorgenommen, sondern nach den bereits existierenden Druckversionen: „Figulus hat den Huserschen Text benutzt und den des Conr. Khunrat (…), welchen er nirgend nennt; vermuthlich hat dieser Schleswiger Druck ihm als das ‚Original Basilii Amerbachii' dienen müssen, welchem er meistens folgt, aber nicht durchgehends; auch Huser'schen Lesarten gönnt er nicht selten Aufnahme." (Sudhoff, 1894, S. 486)

Tatsächlich finden sich jedoch diverse Unterschiede zwischen den verschiedenen Druckversionen. Im Verein mit dem Bemühen um Texttreue, für das Figulus sonst bekannt ist, legen sie keinen plausiblen Grund nahe, seine dezidierte Zusicherung anzuzweifeln, daß er sich wirklich auf ein Originalmanuskript gestützt hat.

Inhaltlich ist die *Kleine Wundarznei* eine Summa, die in knapper, präziser Form die paracelsischen Lehren zur Behandlung aller Arten von Verletzungen und anderen Schäden zusammenfaßt. Manche der darin vertretenen Gedanken wirken erstaunlich modern, etwa die Forderung, die Selbstheilungskräfte des Organismus zu stärken: „Oberster Grundsatz der Paracelsischen Wundbehandlung ist: Verhüten von Infektionen, Sauberkeit, nit Grübeln in den Wunden, Desinfektion mit Kochsalzlösungen oder gut dosierten Metalldesinfizientien (…). Vor allem aber dürfen die natürlichen Heilkräfte oder Mumien der Natur, auch Balsame genannt, niemals in ihren heilsamen Tendenzen und Abwehrkräften geschwächt oder geschädigt werden." (Paracelsus/Strebel 1949, Band VII, S. 25)

Daher soll dieses bedeutende Werk mit der vorliegenden Neuausgabe einer breiteren, interessierten Öffentlichkeit wieder zugänglich gemacht werden. Um die Lektüre zu erleichtern und vielleicht sogar erst zu ermöglichen, wurde der gesamte Text vom Herausgeber in modernes Hochdeutsch übertragen. Dabei gilt die Maxime, die bereits Aschner bei seiner klassischen Edition vorgab: „Es kam mir auch dabei weniger auf einzelne Lesarten und untergeordnete sprachliche Einzelheiten an, wie sie den medizinhistorischen Spezialforscher interessieren, sondern ich wollte den Tatsachengehalt und den allgemeinen Sinn der Lehren des Paracelsus leicht zugänglich machen." (Paracelsus/Aschner, Band 1, S. X f.)

Auch bei dem vorliegenden Buch ging es nicht darum, eine textkritische Edition für einige wenige Wissenschaftshistoriker herauszugeben. Das Ziel war es vielmehr, das lebendige Erbe des Paracelsus in die Gegenwart zu überführen und eine möglichst verständliche und lesbare Interpretation der Originalfassung zu schaffen. Dabei wurde jedoch versucht, den Charakter des Ursprungstextes so gut wie möglich zu erhalten, schließlich ist die die Sprache Hohenheims ein wesentlicher Bestandteil seiner Lehre. Man könnte sie sogar mit einer gewissen Berechtigung als „die Seele" seines Werkes bezeichnen, und auch hier, in der Wiedergabe seiner mündlichen Unterweisungen durch seine damaligen Zuhörer, lebt sie fort.[9]

Aus diesem Grund wurden auch altertümliche Wendungen oder andere Spezialbegriffe, wie z.B. „Bützlein", „Blasse" oder „Syringa" zum überwiegenden Teil im Text belassen und durch Fußnoten erläutert, denn eine aseptische, die Schönheit vergessener Worte aussparende Bearbeitung sollte nicht entstehen. Dort, wo dieses Vorgehen aber wahrscheinlich zu Verwirrung führen würde, etwa bei „Gleichwunde" für „Gelenkwunde" oder „Beinwunde" für „Knochenverletzung", wurden die alten Bezeichnungen durch heute geläufigere ersetzt.

---

[9] Eine fundierte, nüchterne und kritische Auseinandersetzung mit der Fachprosa Hohenheims bringt Telle, 1993.

Ungewohnte Termini werden im Text zumeist nur einmal erläutert, nämlich bei ihrer ersten Erwähnung. Nur bei den Rezepten wird stets eine vollständige Erklärung der verwendeten Begriffe beigefügt, gleichgültig, wie häufig sie vorkommen. Einschübe des heutigen Herausgebers und kurze Erläuterungen innerhalb des Textes stehen in eckigen Klammern. Innerhalb der Rezepte wurden sie zur besseren Unterscheidung zusätzlich kursiv gesetzt. Grundsätzlich wurde für diese Bearbeitung die Ausgabe des Benedikt Figulus verwendet. Einzig an Stellen, die entweder unverständlich oder mehrdeutig sind oder wo anscheinend etwas Wesentliches ausgelassen wurde, hat der Bearbeiter die beiden Versionen der Huserschen Edition zusätzlich zu Rate gezogen.

Bei seiner damaligen Übersetzung des Textes in die deutsche Sprache hat Figulus einen wesentlichen Teil nicht übertragen, ohne seine genauen Beweggründe dafür zu schildern: „Doch die Rezepte, wie sie sind in ihrer Ordnung, [habe ich] nicht ohne Ursache in Latein verbleiben lassen.“ (Vorrede, zitiert nach der vorliegenden Neubearbeitung, S. 25) Dieser Umstand ist verwunderlich, denn zuvor hatte Figulus betont, daß seine Ausgabe sich explizit an den „gemeinen Wundarzt“ richtet: „Dieweil aber wenige Wundärzte und Barbierer Latein verstehen oder studieren und ihnen gleichwohl nützlich gedient werden soll, also habe ich Theophrasti *Kleine Wundarznei*, die zum Teil deutsch zum Teil lateinisch untereinander geredet [war] und seinen Schülern zu Basel von ihm so vorediert wurde, (dieweil dieses Büchlein meines Erachtens bisher wenig Nutzen geschafft, auch nicht jedermann Theophrasti chirurgische Schriften haben oder kaufen kann) alles miteinander so viel [wie] möglich gewesen, treulich verdeutscht, mit Fleiß aus dem rechten Original [des] Herrn Basilius Amerbach, Theophrastus’ getreuen Schüler, revidiert und übersehen. Auch von etlichen hundert viciis mendis und Fehlern gereinigt und an meinem Fleiß und Arbeit jedermann von Herzen zu dienen nichts [habe] fehlen lassen.“ (Ebd.)

Man kann über die Gründe dieser Auslassung nur spekulieren. Erstaunlich ist sie allemal, denn schließlich stellen die zahlreichen Rezepturen das absolute Herzstück des Buches dar. Vermutlich hat Figulus vor den Schwierigkeiten kapituliert, welche die Zuordnung vieler der Ingredienzen bergen. Die damit verbundenen Probleme sind nicht nur in der paracelsischen Sprache zu suchen, über die Michael Kuhn schreibt: „Die Sprache des Arztes Theophrastus Bombastus von Hohenheim (1493-1541), der sich selber Paracelsus nannte, war von Anfang an auffällig, rätselhaft, Gegnern wie Anhängern ein Ärgernis: Unrhetorischer Stil, neue Namen, ungewohnter Gebrauch alter Namen und die Verwendung der deutschen Sprache haben den Blick auf seine Sprache gelenkt und bereits im 16. Jahrhundert zur Erstellung erläuternder Wörterbücher (Onomastica) geführt." (Kuhn, 1996, S. 11) Auch Joachim Telle verweist auf die mannigfachen Interpretationsprobleme, die alleine aus der Unkenntnis des Frühneuhochdeutschen erwachsen: „Deutschkundige Leser unserer Tage, unter ihnen durchaus auch professionelle Historiker, zeigen sich immer wieder geneigt, die sprachliche Fremdheit frühneuhochdeutscher Texte zu unterschätzen. Von der Paracelsischen Schreibart dann auf harte Proben gestellt, werden jedoch selbst Leser sprachlich modernisierter und ins Neuhochdeutsche übersetzter Paracelsica rasch eines Besseren belehrt. (...)" (Telle, 2006, S.17)

Gerade bei der *Kleinen Wundarznei* kommen noch andere mögliche Fehlerquellen in Betracht: akustische Mißverständnisse beim Diktat, Schreib- und Druckfehler, schwer lesbare Manuskriptpassagen, falsche deutsche und lateinische Grammatik und dadurch bedingte Verballhornungen, untergegangene mundartliche Begriffe sowie eine uneinheitliche oder gar mehrdeutige Nomenklatur usw. Diese potentiellen Fallstricke sind nur einige der Fährnisse, die gerade bei den Rezepturen massiv dräuen. Wenn dann noch gezielte Verschleierungen und die Verwendung privatsprachlicher Elemente hinzukommen, werden die Schwierigkeiten besonders gravierend. Auf einen weiteren zentralen Punkt weist Otto Nowotny hin: „Jetzt will ich nur festhalten, daß die Zahl von über 400 verschiedenen Pflanzenarten in der Größenordnung sicher richtig ist, aber eine genaue Zahl nicht festgestellt werden kann, denn Paracelsus verwendete im Laufe seines Lebens für ein und dieselbe Pflanze oft verschiedene deutsche (spätmittelalterliche) Namen, und es kann nicht immer sicher herausgefunden werden, welche Pflanze Paracelsus eigentlich meinte und ob diese in seinen Schriften nicht bereits unter einem anderen Namen zu finden ist." (Nowotny, 1998, S. 29)

Aus diesem Grund sind bei unserer Neubearbeitung die Erläuterungen im Rezeptteil auch recht umfangreich geraten. Daß dabei nicht jede Undeutlichkeit hundertprozentig aufgelöst werden konnte, liegt in der Natur der Sache. So ist beispielsweise nicht immer klar, was Paracelsus im Einzelfall mit den Begriffen „Liquor", „Öl", „Saft" oder „Viscus" meint. Es kann entweder ein Pflanzenpreßsaft, ein Tee oder sonstiger Absud, ein wäßriges oder alkoholisches Destillat, ein ätherisches Öl, ein Ölauszug oder eine dickflüssige Substanz aus der entsprechenden Pflanze damit bezeichnet werden. Auch bei Harzen ist nicht immer gewiß, ob Hohenheim sie in getrockneter oder flüssiger Form verwendet haben will. Dennoch wird der Phytotherapeut, der vielleicht einige der Rezepturen nacharbeiten möchte, die grundsätzlichen Strukturen erkennen und kann die Details seiner eigenen Erfahrung anpassen.

An manchen Stellen hat Paracelsus „für den Alchemisten" gesprochen. Das ist insbesondere dann der Fall, wenn metallische oder mineralische Substanzen erwähnt werden. Hier kann nur eine lange und intensive Erfahrung mit der spagyrischen Praxis dafür sorgen, den Schleier dieser Geheimnisse zu lüften. Das gilt auch für die Erwähnung von „Weingeist" und „Alcool" (sic!). Wer mit der hermetischen Arkansprache vertraut ist, wird erkennen, daß damit nicht zwangsläufig Ethanol gemeint sein muß, sondern zuweilen auch „philosophischer Weingeist" bzw. Produkte, die daraus hergestellt werden, wie z.B. das „zirkulierte Salz", das Paracelsus für die Erschaffung seiner hohen Arkanen verwendet hat. Auf dieses Thema können wir hier nicht im Detail eingehen, ein kurzer Hinweis im Textkommentar soll jeweils genügen.

In diesem Sinne gibt es viel zu entdecken auf den folgenden Seiten, Dinge, die weit über das rein historische Interesse an der Person und dem Wirken Hohenheims hinausgehen. Es lohnt sich also zu lauschen, wenn der Meister auf den nun folgenden Seiten zu uns spricht…

QUELLEN

Angetter, Daniela Claudia: *Paracelsus als Wundarzt und die Kriegsmedizin seiner Zeit*, in: „Salzburger Beiträge zur Paracelsusforschung", Folge 38 (2004), S. 9-21

Arends, Johannes: *Volkstümliche Namen der Drogen, Heilkräuter, Arzneimittel und Chemikalien: Eine Sammlung der im Volksmund gebräuchlichen Benennungen und Handelsbezeichnungen,* 17. Auflage, Berlin 2001

Aschner, Bernhard: *Pflanzenheilkunde des Paracelsus*, in: „Biologische Heilkunst: Monatliche Mitteilungen der Medizinisch-Biologischen Gesellschaft" (13), 1932, S. 190 ff.

Benzenhöfer, Udo: *Zur „Großen Wundartzney" des Paracelsus*, Hannover 1989: Nachwort zum Reprint der Ausgabe der *„Großen Wundartzney"*, Augsburg 1536

Benzenhöfer, Udo: *Paracelsus*, Reinbek 1997

Bock, Hieronymus: *Kreutterbuch,* Straßburg 1577

Bodenstein, Adam von: *Onomasticon Theophrasti Paracelsi*, Basel 1575

Brunn, Walter von: *Paracelsus und Wundheilung*, in: „Historische Skizzen zu Natur- und Heilwissenschaft", Berlin 1930, S. 73-81

Cordus, Valerius: *Dispensatorivm pharmacorvm omnium*, Nürnberg 1598

Croll, Oswald: *Hermetischer Probier Stein (…)*, Frankfurt 1647

Croll, Oswald/Cardilucius, Johann Hiskia: *Königlicher Chymischer und Artzneyischer Palast/ Worin Uber das weltberühmte Buch genant Basilica Chymica: Eine (...) vollständige Vermehr= und Erläuterung (...) nebenst offenhertziger communikation vieler Spagyrischer und Artzneyischer Secreten,* Lüneburg 1684

Dioscorides: *Kreutterbuch*, Frankfurt/Main 1610

Daems, Willem F.: *Die Idee der Heilpflanze bei Paracelsus*, in: „Nova acta Paracelsica", (Neue Folge, 3), Einsiedeln 1988

Dobler, Friedrich: *Die chemische Arzneibereitung bei Theophrastus Paracelsus am Beispiel der Antimonpräparate*, in: „Pharmaceutica Acta Helvetiae", (32), Amsterdam 1957, S. 181-193 und 226-252

Derselbe: *Die Tinctura bei Theophrastus Paracelsus von Hohenheim. Experimentelle Überprüfung seiner Haupttinkturen,* in: „Veröffentlichungen der Internationalen Gesellschaft für Geschichte der Pharmazie, Neue Folge" (13), 1958, S. 73-83

Dorn, Gerhard: *Dictionarium Theophrasti Paracelsi*, Frankfurt 1584

Erhard, Walter et al.: *Der große Zander. Enzyklopädie der Pflanzennamen*, Band 1-2, Stuttgart 2008

Eis, Gerhard: *Zum deutschen Wortschatz des Paracelsus*, in: „Vor und nach Paracelsus. Untersuchungen über Hohenheims Traditionsverbundenheit und Nachrichten über seine Anhänger", Stuttgart 1965, S. 18-25

Derselbe: *Hans Suff von Göppingen*, in: „Vor und nach Paracelsus. Untersuchungen über Hohenheims Traditionsverbundenheit und Nachrichten über seine Anhänger", Stuttgart 1965, S. 26-28

Derselbe: *Kultische Keuschheit in der mittelalterlichen Wundarznei*, in: „Vor und nach Paracelsus. Untersuchungen über Hohenheims Traditionsverbundenheit und Nachrichten über seine Anhänger", Stuttgart 1965, S. 29-36

Esser, Dr. P.: *Die Giftpflanzen Deutschlands*, o.O. 1910

Ferguson, John: *Bibliographia Paracelsica*, Part 1-4, Glasgow 1877-1893

Derselbe: *Bibliotheca Chemica*, Part 1-2, Glasgow 1906

Fischer, Hermann: *Mittelalterliche Pflanzenkunde*, München 1929

Franck von Franckenau, Georg: *Groß Flora Francica aucta, oder vollständiges Kräuter-Lexicon*, Leipzig 1753

Genaust, Helmut: *Etymologisches Wörterbuch der botanischen Pflanzennamen*, Hamburg 2005

Gersdorff, Hans von: *Feldbuch der Wundartzney*, o.O. 1517

Grimm, Jacob & Wilhelm: *Deutsches Wörterbuch*, Band 1-33, München 1984

Helbach, Friedrich: *Olivetum*, Frankfurt/Main 1605, Ndr. Iserlohn 1997

Hellwig, Christoph von: *Monatliche Kräuter-Lust*, Zittau 1721

Hiller, Helmut: *Paracelsus-Lexikon*, Anger 1996

Hornfisher, Daniel: Einleitung zu: Figulus, Benedictus: *Rosarium Novum*, Basel 1608, Ndr. Iserlohn 1997

Derselbe: Einleitung zu: Figulus, Benedictus: *Ein himmlisches güldenes Schatzkämmerlein*, Frankfurt 1608, Ndr. Iserlohn 1997

Derselbe: *Arnaldus von Villanova, oder: Die Weisheit der Phantome*, in: Arnaldus von Villanova: *Chymische Schriften*, Gaggenau 2010

Hübner, Johann: *Curiöses und reales Natur- Kunst- Berg- Gewerk- und Handlungs-Lexicon* (…), Leipzig 1792

Jobst, Walter: *Pflanzliche Heilmittel im Manuale Medicum des Paracelsus* (Typoskript), Dissertation, München 1943

Johannes de Cuba (Wonnecke von Kaub): *Gart der gesundheit*, Straßburg 1536

Kühlmann, Wilhelm/Telle, Joachim (Hrsg.): *Corpus Paracelsisticum*, Band 1 und 2, Tübingen 2001/2004

Keil, Gundolf: *Die medizinische Versorgung durch Bader und Wundärzte zur Zeit des Paracelsus*, in: Zimmermann, Volker (Hrsg.): „Paracelsus. Das Werk – die Rezeption", Stuttgart 1995
Kuhn, Michael: *De nomine et vocabulo. Der Begriff der medizinischen Fachsprache und die Krankheitsnamen bei Paracelsus (1493-1541)*, Heidelberg 1996
Limbeck, Sven/Telle, Joachim (Hrsg.): *Paracelsus im Gedicht*, Hürtgenwald 2008
Lonicerus, Adam: *Kreuterbuch*, Ulm 1679
Marzell, Heinrich, *Wörterbuch der deutschen Pflanzennamen*, Band 1-5, Köln 2000
Derselbe: *Welche Pflanze verstand Paracelsus unter Brassatella?*, in: „Sudhoffs Archiv für Geschichte der Medizin und der Naturwissenschaften", Band 49, Heft 1, Wiesbaden 1965, S. 80-86
Müller, Irmgard: *„In Errores Macri". Paracelsus als Kritiker und Kommentator der mittelalterlichen Pflanzenheilkunde*, in: „Salzburger Beiträge zur Paracelsusforschung", Folge 38 (2004), S. 22-31
Nowotny, Otto: *Paracelsus, seine Pflanzenkenntnisse und die Botanik seiner Zeit*, in: „Salzburger Beiträge zur Paracelsusforschung", Folge 31 (1998), S. 28-43
Papadopoulus, Georgios: *Die Arzneimittel des Paracelsus: Theoretische und weltanschauliche Grundlagen ihrer Bereitung und Anwendung*, in: „Salzburger Beiträge zur Paracelsusforschung", Folge 37 (2004), S. 76-100
Paracelsus: *Grosse Wundartzney*, Augsburg 1536
Paracelsus: *Kleine Wund-Artzney*, Straßburg 1608
Paracelsus/Aschner, Bernhard: *Sämtliche Werke*, Band 1-4, Jena 1926-1932
Paracelsus/Huser, Johannes: *Chirurgische Bücher und Schriften*, Straßburg 1605
Paracelsus/Strebel, Josef: *Theophrastus von Hohenheim genannt Paracelsus. Sämtliche Werke in zeitgemässer Kürzung*, St. Gallen 1949
Paracelsus/Sudhoff, Karl: *Sämtliche Werke*, 1. Abteilung, Band 1-14, München & Berlin 1922-1933
Peuckert, Will-Erich: *Pansophie*, Berlin 1956
Proff, Peter & Keil, Gundolf: *Das opodeltoch-Rezept in Handschrift 631c der Zentralbibliothek Zürich. Beobachtungen zur Arzneimittellehre Hohenheims*, in: „Nova acta Paracelsica" (10), Einsiedeln 1982, S. 208-215
Rippe, Olaf & Madejsky, Margret: *Die Kräuterkunde des Paracelsus*, Baden & München 2006
Rippe, Olaf et al.: *Paracelsusmedizin*, Aarau 2001
Rotzoll, Maike: *Das Nachlassinventar von Wolf Koel (1563). Zum Buchbesitz eines Leipziger Wundarztes zur Zeit des Paracelsus*, in: Telle, Joachim (Hrsg.): „Parerga

Paracelsica. Paracelsus in Vergangenheit und Gegenwart", Stuttgart 1991, S. 75-104
Ruland, Martin: *Lexicon Alchemiae*, Frankfurt 1612
Schmaltz, Dieter: *Pflanzliche Arzneimittel bei Theophrast von Hohenheim genannt Paracelsus*, Stuttgart 1941
Schmidt, Ulrich: *Von der Pflanze zur Arznei. Phytotherapie bei Paracelsus und heute*, in: „Salzburger Beiträge zur Paracelsusforschung", Folge 31 (1998), S. 9-27
Schröter, Caspar (d.i. Christoph Hellwig): *Chirurgisches Lexicon*, Frankfurt & Leipzig 1713
Schneider, Wolfgang: *Der Wandel des Arzneischatzes im 17. Jahrhundert und Paracelsus*, in: Benzenhöfer, Udo (Hrsg.): „Paracelsus", Darmstadt 1993, S. 305-321
Strebel, Josef: *Über Heilpflanzen und Heilbäder in der Balneologie Hohenheims und über seine korrigierenden Zusätze zu den Heilbädern*, in: „Nova acta Paracelsica", (5), Einsiedeln 1948, S. 135-138
Sudhoff, Karl: *Bibliographia Paracelsica*, Berlin 1894
Sudhoff, Karl: *Versuch einer Kritik der Echtheit der paracelsischen Schriften, II. Teil, Band 1 & 2,* Berlin 1898-99
Tabernaemontanus: *Kräuter-Buch*, Basel 1731
Telle, Joachim: *Benedictus Figulus. Zu Leben und Werk eines deutschen Paracelsisten*, in: „Medizinhistorisches Journal" (22), 1987, S. 305-326
Derselbe: *Die Schreibart des Paracelsus*, in: Benzenhöfer, Udo (Hrsg.): „Paracelsus", Darmstadt 1993, S.271-304
Derselbe: *Aufgaben der Paracelsusforschung*, in: „Salzburger Beiträge zur Paracelsusforschung", Folge 39 (2006), S. 9-28
Urmes, Dietmar: *Von Afterwolf bis Zipperlein. Wie die Krankheiten zu ihren Namen kamen*, Wiesbaden 2008
von der Linden, Max Josef Freiherr: *Handschriften für Freunde geheimer Wissenschaften*, Wien 1794, Ndr. Iserlohn 1995
Weimann, Karl-Heinz: *Die deutsche medizinische Fachsprache des Paracelsus* (Typoskipt), Dissertation, Erlangen 1951
Derselbe: *Paracelsus-Bibliographie* 1932-1960, Wiesbaden 1963
Widmann, Martin & Mörgeli, Christoph: *Bader und Wundarzt. Medizinisches Handwerk in vergangenen Tagen*, Zürich 1998
Woyt, Johann Jacob: *Gazophylacium medico-physicum, oder Schatz-Kammer Medicinisch- und natürlicher Dinge (…)* 16. Auflage. Leipzig, 1767

Philippi Theophrasti
Paracelsi
Kleine Wund-Arznei

Aus dem Original seines getreuen
Schülers Herrn Basilius Amerbach:
zum fleißigsten revidiert, von unzähligen mendis
gereinigt und recht verdeutscht.

Samt zweien angehängten ausbündigen Traktätlein Herrn Bartolomæi Karrichters, die zuvor nie im Druck gesehen wurden, deren eines der Schlüssel ist über seine ausgegangenen Arzneibüchlein, das andere von zauberischen Schäden, wie die sollen kuriert werden.

Allen und jeden Wundärzten,
Barbieren und Scherern zum Nutzen
und Beförderung der Wundarznei
treulich an den Tag gegeben
durch
Benedictum Figulum; Utenhoviatem
Francum, T. T. Phi Medicum
Eremitam, T. M.

Straßburg, in Verlegung Pauli Ledertz

ANNO M. DCVIII.

Dem ehrenfesten, hochachtbaren, vorausschauenden und wohlerfahrenen Meister VRBAN Kumpf-Müller, fürstlichen Markgräfischen Burggräfischen Wundarzt und Leibbarbierer
zum Rodholtz in Tirol:
Meinem vielgeliebten und hochvertrauten Freund.

Ehrenfester, hochachtbarer, vorausschauender und wohlerfahrener Meister VRBAN, vielgeliebter Herr und hochvertrauter Freund und Bruder. Es ist Euch nicht unwissend, wie so ein großer Falsch und Mißbrauch in aller Welt bei der hochlöblichen und notwendigen Kunst der Medizin sowohl innerlich als äußerlich in der Chirurgie oder Wundarznei nun viele hundert Jahre im Schwang ist, bei Verlust und unwiederbringlichem Nachteil vieler tausend Patienten an ihrer Gesundheit und Leibeszustand im Schwang geht und gewaltig gebraucht wurde. Darum nicht unbillig auch aus sonderlicher Providenz [hat uns] Gott der Allmächtige vor ungefähr hundert Jahren den teuren, edlen und hocherleuchteten Mann, Philipp Theophrastus Bombastus von Hohenheim, als einen Monarchen der Medizin und aller Künste und wahren Wissenschaften erweckt und in diese Welt gesandt, welcher allen Betrug, List, Mißbrauch und falsche Praktiken aller Pseudomediziner & Pseudochirurgen fundamental und aus wahrhaftem Grund, der aus dem Licht der Natur und des Heiligen Geistes stets hergeflossen [ist], bei ihm offenbart und uns den rechten, wahren Grund in seinen Schriften zum Treulichsten und Fleißigsten vor die Nasen geschrieben und angedeutet [hat]. Dem sollten billig alle Mediziner, Chirurgen und Wundärzte nachgehen und in seine Fußstapfen treten. Aber – leider, Gott erbarm's! - die gottlose, ruchlose, verblendete und verstockte Welt, die bleibt in ihrem blinden Leben und Wesen! Jedermann liebt die Lügen, und der Wahrheit ist man Feind und verfolgt sie fast an alle Orten und Enden, wie ich mit Schmerzen erfahren habe und noch täglich erfahren muß.

Weil denn auch die Wundärzte, gemeine Barbiere, Scherer etc. meist bei ihrer alten Geige bleiben und den Grund nicht [zu] fassen oder lernen verstehen und ad praxim ziehen wollen, den uns der teure und hocherfahrene Doktor Theophrastus schriftlich auf mancherlei Weise in der Wundarznei hinterlassen [hat], und viel lieber ihrem Mitmenschen schaden und Nachteil als Nutzen und Frommen schaffen, in allerlei vorfallenden äußerlichen, offenen Schäden, Wunden, Bein- und Armbrüchen und anderen schmerzlichen Zuständen mehr: Also habe ich nicht unterlassen können, die *Kleine Wundarznei* Theophrasti samt weiteren zwei hochnützlichen Traktätlein des seligen Herrn Doktor Bartolomæus Carrichter, die zuvor [noch] nie gesehen wurden in öffentlichem Druck, zu verfertigen, [um] allen Wundärzten, Barbieren, Scherern und Badern, denen solche äußerlichen Leibesschäden und Gebrechen begegnen, damit zu dienen und ihnen zum rechten, fundamentalen Grund der Heilung Anleitung zu geben, damit sie doch geschickt, freundlich, vorsichtig, ja christlich und mitleidend mit ihren Patienten umgehen und die gefährlichen Zufälle und Accidentia bei den Schäden des Leibes beizeiten verhüten und kundig abzuwenden erlernen, [so] daß nicht einer da um einen Arm, der andere um einen Schenkel, Hand und dergleichen Glied käme oder wohl gar auf den Kirchhof unter das kalte Erdreich wandern müßte.

Dieweil aber wenige Wundärzte und Barbierer Latein verstehen oder studieren und ihnen gleichwohl nützlich gedient werden soll, also habe ich Theophrasti *Kleine Wundarznei*, die zum Teil deutsch, zum Teil lateinisch untereinander geredet [war] und seinen Schülern zu Basel von ihm so vorediert wurde, (dieweil dieses Büchlein meines Erachtens bisher wenig Nutzen geschafft [hat und] auch nicht jedermann Theophrasti chirurgische Schriften haben oder kaufen kann), alles miteinander so viel [wie] möglich gewesen, treulich verdeutscht, mit Fleiß aus dem rechten Original [des] Herrn Basilius Amerbach, Theophrastus' getreuen Schüler, revidiert und übersehen. Auch von etlichen hundert viciis mendis und Fehlern gereinigt und an meinem Fleiß und Arbeit jedermann von Herzen zu dienen nichts [habe] fehlen lassen. Doch die Rezepte, wie sie sind in ihrer Ordnung, [habe ich] nicht ohne Ursache in Latein verbleiben lassen.

Dieweil denn, vielgeliebter Freund und Bruder in Christo, Meister Vrban, ich vor anderthalb Jahren ungefähr in Eure Bekanntschaft in Tirol gekommen bin, in Eures gnädigsten Fürsten und Herren Hoflager zum Rodholz und in der Tat gesehen und in der Wahrheit befunden [habe], daß Ihr ein eifriger Liebhaber theophrastischer Chirurgie und seiner ganzen Medizin wie auch der edlen Alchimie [seid], was mich nicht wenig erfreut hat, und in etlichen Stücken nicht ohne sonderliche Gnade und Segen glücklich versiert

[seid]: Also habe ich diese *Kleine Wundarznei* Theophrasti Paracelsi, meines hochwürdigsten und liebsten Præceptoris B. M., unter Eurem Namen ausgehen lassen und diese geringfügige Anzeigung unserer angefangenen Liebe und Freundschaft mit diesem Büchlein wie mit einem Infallibili tessera gegen euch edieren und vermelden wollen. Mit Dienst bitte [ich] freundlich, Ihr wollt solches im Besten von mir aufnehmen und brüderlich vermerken. Hiermit göttlicher Gnaden uns alle empfohlen! Geschrieben bei Straßburg, in Eremitico nostro Musæolo, 3. Mai Anno 1608.

E. E. und Achtbarkeit
Dienstwilligster
B. Figulus Vtenhovias, Fr.
Poëta L. C. T. T. Ph.
M. E. T. M.

CHIRURGIA MINOR VULNERUM
Das ist:
Kleine Wundarznei
Theophrasti Paracelsi

Von den Gelenkwunden
CAPUT 1

Erstlich soll ein Wundarzt oder Barbierer wissen, das Blut zu stillen. Das Blutstillen ist zweierlei: eines, das wütet[10], das andere, das still ist oder stillsteht. Zum zweiten soll er wissen, geschickt zu heften[11], sonst sacken die Wunden. Zum dritten: Eine Wunde zum Eitern zu bringen, davor soll er sich hüten. Harz, Terpentin, Gummi und Mehl: Diese Stücke müssen Eiter bringen. Zum vierten soll er wissen, ob eine Wunde tödlich oder nicht tödlich sei, wie in der Gegend des Herzens oder um das Herz und beim Hirn. Fingergelenke, Zehengelenke, Knoten an den Füßen und Rastetengelenke[12], Ellbogengelenke, Kniegelenke, Achselgelenke und Hüftgelenke, danach die Gelenke im Rückgrat mitsamt dem Genick, die haben einerlei Heilung.

Zeichen

Wenn ein Gelenk von oben nach unten gehauen wird ohne Verletzung der Scheiben oder der Knoten der Gelenke und der Adern, dann sage, daß es eine Gelenkwunde sei.

NOTA

Ein Wundarzt soll eine Wunde stracks einrichten, so daß sie dem anderen Knochen gleich sei. Danach soll er gleich, ja sogar schnurgleich heften. Er soll auch schauen oder Sorge haben, daß sie nicht aufbreche. Er soll dem Zirkel nach heften und danach die Balsame, Öle oder Wundtränke gebrauchen. Balsame und Stichpflaster sollen zwölf Stunden aufgelegt und danach

---

[10] Das heißt: Es fließt oder pulsiert aus der Wunde heraus.
[11] Mit „heften“ kann im gesamten Text sowohl das Nähen der Wunde gemeint sein als auch der Gebrauch von Heftklammern u.ä.
[12] Fuß- und Handriste.

abgestrichen und frisch aufgelegt werden. Damit soll man fortfahren bis in die dritte oder vierte Woche und alle Tage ein neues Pflaster auflegen.

Wenn einer von außen verletzt wird, so ist es eine eigene Art der Wunde, und innerhalb des Körpers ist es auch eine besondere Wunde. Davon ausgenommen sind die Finger. Da kann man keinen eigentlichen Namen geben, ob es außerhalb oder innerhalb der Finger sei, wo eine Wunde gehauen wurde.

Rezept des Balsams, welchen
unser lieber Herr und Heiland Christus gebraucht hat,
mit Öl und Wein

Recipe: Olei Olivæ *[Olivenöl]* ein Pfund,
Wein drei Pfund.

Vermische es untereinander, und tue es in eine Phiole, das bedeutet: in ein Kolbenglas. Stelle es in warmes Wasser, das bedeutet: in ein Marienbad. Verschließe es, und lasse es vier Wochen stehen. Oder: Stelle es an die Sonne sechs Wochen lang zum Destillieren, und schaue, daß das Glas nicht mehr als ein Viertel angefüllt sei. Olivenöl hat die größte Tugend zu lindern und hat auch in sich einen merkurialischen[13] Balsam. Die anderen Öle haben diese Tugend nicht. Nach dem Öl hat der Ancken[14] oder die Butter eine gute Tugend. Öl ist feist, Butter aber schmutzig.

EMENDATIO oder Verbesserung Theophrasti

Recipe: Olivenöl ein Pfund,
roten, dicken Wein (den allerdicksten, den man haben kann)[15].

Destilliere es wie oben, einen Monat lang. Danach gib dazu Saft von der Mumie[16] ana, das heißt, eines so viel wie das andere, vier Lot, und Hyperi-

---

[13] Flüchtigen.
[14] Butter.
[15] Bei Huser, S. 460 und S. 552, werden übereinstimmend 3 Pfund Wein angegeben.

conis[17], sechs Unzen. Lasse es wiederum einen Monat digerieren, so wird es klar und braun. Alsdann behalte es. Salbe damit den Kranken. Tunke auch Tücher darein, und lege es ihm auf. Es ist eine allgemeine Regel: Destillierten Balsam soll man nicht brauchen in den Wunden. Hüte dich davor!

Das zweite Kapitel
Von Aderwunden[18]

Aderwunden können kuriert oder geheilt werden ohne Binden, die bloß nichts anderes berühren als die Ader, und [das] sind die, [die] da gehen nach der Sehne[19] unten an. Außerdem: Hinten in den Waden[20] sind sie schlimmer als die anderen. Außerdem Knoten. Bisweilen sind sie tödlich, bisweilen nicht. Mit steifem Arm oder Schenkel sind sie tödlich: Auch fällt diese Vergicht[21] an. Welche geschlagen wird mit Zorn[22], die ist schlechter zu heilen als die ohne Zorn. Was mit steifem Arm geschieht oder am Schenkel und an [den] Waden, die soll man nicht heften, aber nahe am Gelenk schon. Sobald die Ader geschlagen wird, so schrumpft sie ein. Außerdem kommt auch der Krampf oder Tetanus dazu, danach kommt es zu anderen [Beschwerden]. Eine Ader, die erst verwundet wurde, und [wer] dann anfängt zu zittern, dann kommt Vergicht. Das ist das erste Zeichen des Todes. Außerdem kommen Fisteln, wenn einer reifmachende Materien wie Terpentin und

---

16 Öl aus ägyptischen Mumien. Schmaltz, 1941, S. 69, äußert die kuriose Vermutung, daß unter „mumia“ Kupferlasur oder aber Erdwachs (Ozokerit), zu verstehen sei, das zur Konservierung von Leichen verwendet wurde. Diese These ist jedoch leicht widerlegbar und dürfte dem damaligen ideologischen Wunschdenken entsprungen sein. Bei vielen Vorschriften, die „Mumie“ beinhalten, muß aber nicht immer zwangsläufig ein einbalsamierter Ägypter gemeint sein, da Paracelsus derartige spezielle Produkte oft mit dem Zusatz „transmarinae“ versah. Manche der „Mumie“ genannten Stoffe können also auch allgemein vom Menschen stammen, etwa aus dem getrockneten Fleisch von Hingerichteten.

17 Johanniskraut.

18 Der Begriff wird von Paracelsus gelegentlich auch für Sehnen und Nerven verwendet.

19 Bei Figulus und Huser, S. 460, wird an dieser Textstelle der alte Begriff „Wall(d)enwachs“ für „Sehne“ verwendet.

20 Wahrscheinlich ein Druckfehler. Es dürften Sehnen gemeint sein. Siehe Fußnote 19.

21 Zuckungen, Konvulsionen, Zittern, Krämpfe.

22 Mit Kraft/Wut.

Harz aufträgt. Außerdem: Man soll Aderwunden nicht drei Tage lang mit Eiweiß ersticken (wie es gemeinhin geschieht). Aderwunden soll man geschickt heften, so daß die Adern aneinandertreffen.

Recipe: Liquoris atriplicis *[Meldensaft]*,
Elbani *[Unklar. Bei Huser, S. 460, findet sich an dieser Stelle die Schreibweise „Ebani". Denkbar wäre ein Druckfehler für Ebeni/Ebenholzbaum. Eventuell könnten auch Zwergholunder/Sambucus ebulus oder aber Elemi oder Galbanum gemeint sein.]*
gleiche Teile: je 3 Unzen,
Olei de flor. Tapsi *[Königskerzenblütenöl]*,
Olei Myrtillor. *[Vermutlich Myrtenöl/Myrtus communis. Es könnte zwar auch verdickter Saft aus Heidelbeeren/Vaccinium myrtillus oder ein Destillat daraus gemeint sein, diese Zuordnung ist aufgrund der pharmakologischen Eigenschaften jedoch eher unwahrscheinlich. Figulus versteht später in unserem Text, bei der Beschreibung des „16. Zufalls", ebenfalls „Myrtenöl". Siehe Fußnote 102.]*,
Liquoris Candelæ *[Unklar. Es könnte der Saft des Hanfblättrigen Eibischs/Althaea cannabina gemeint sein, der in der alten Literatur zuweilen als „Candellaria" auftaucht. Möglich wären noch zahlreiche Pflanzen, die im Volksmund als „Kerze", „Kerzlein" oder „Leuchter" bezeichnet wurden. Dazu zählen Breitwegerich, Gänseblümchen, Salbei, Kratzdistel und verschiedene andere.*[23] *Da diese Pflanzen jedoch in den Schriften des Paracelsus fast stets unter ihren gebräuchlichen Namen auftauchen, ist diese Zuordnung unwahrscheinlich.]* gleiche Teile: je 5 Unzen.
Fiat compositum. Das bedeutet: Mische es untereinander.

Man soll dies über eine geschwollene Wunde warm auftragen mit nassen Tüchern, eine, zwei oder drei Stunden [lang], so geht die Geschwulst hinweg, danach soll man heften. Hüte dich, daß du nicht heftest, wenn eine Wunde geschwollen ist. Man kann eine Wunde heilen, ohne zu heften. Dann sollen die Pflaster so gemacht sein, daß sie selber zusammenziehen. Vor Pflastern, die Fleisch ziehen, hüte dich, denn das Fleisch ist tot, welches hervorkommt und macht breite Narben.

---

[23] Siehe dazu Marzell, 2000, Band 5, S. 271.

Eine Salbe der Scherer, mit der sie Fleisch ziehen

Recipe: Das Gelbe vom Ei und Terpentin, eines so viel [wie] das andere. Rühre es durcheinander, so wird ein gelbes Sälblein daraus, und lege es mit süßem Wasser auf die Wunde.

Eine andere Salbe

Recip. Resinæ pineæ *[Pinienharz]*,
Ceræ *[Wachs]*,
Olei ol. *[Olivenöl]*,
Vitell: ovorum *[Eieröl. Es wurde wahrscheinlich hergestellt, indem man hartgekochte Eidotter langsam in einem Gefäß über dem Feuer zu einem schwarzen, brenzligen Öl zerfließen ließ.]* gleiche Teile: je 1 Unze,
Thuris *[Weihrauch]*,
Masticis *[Mastix]*,
Myrrhæ *[Myrrhe]* gleiche Teile: je 1 Drachme.

Mache eine Salbe daraus über dem Feuer. Diese Salbe heilt mächtig. Ihr sollt sie vorsichtig gebrauchen, besonders bei Gelenken, denn es sackt. Darauf folgen Fisteln und Geschwulste. Darum hütet euch davor. Dies ist eine Meisterkur. Ist das Glied verrenkt, so soll man es wieder einrenken, so daß die Knochen richtig stehen. Gelenk und Schienbein, danach mit gespannten Armen und mit gebogenen Armen. So auch beim Schienbein. Und du sollst diese obengenannte Salbe nicht gebrauchen, denn dann handelst du schlecht. Aber man soll den Balsam überlegen, so wächst es eines Messers breit dazwischen wieder zu.

Man soll nicht die Adern zusammendrücken, sondern der braune Balsam zieht sie zusammen. Wenn gelbes Fleisch auf der Wunde wächst, so ist es ein Zeichen, daß sie übel geheilt oder kuriert wurde.

KUR oder Heilung

Der Knochen soll liegen, wie es [sein] soll. Danach soll man das Blut stillen. Danach, wenn Krampf oder Vergicht vorhanden wären, [wird] wiederum an seinem Ort [im Buch beschrieben]. Wenn der Knochen recht liegt, dann trage den Balsam auf: Alsdann kuriert sich die Natur selber. Die Salbe von Maibutter, die tut am besten, welche die Bauern selbst gebrauchen.

Beschreibung der Salbe aus Maibutter

Recipe: Frische Butter, das bedeutet, die im Mai gesammelt wurde,
2 Pfund,
Herbar: Agrimoniæ *[Odermennigkraut]*,
Diapensiæ *[Sanikel]*,
Alchimillæ *[Frauenmantel]*,
Serpentinæ minoris *[Natterwurz]* gleiche Teile: je 4 Unzen.

Mache es zu einer Salbe. Man soll sie in einem Mörser wohl zerstoßen, danach behalte sie. Außerdem: Der Balsam, den ich droben beschrieben habe, des heiligen Christus aus Wein und Öl, der taugt hier auch wohl. Damit soll man es schmieren und Tücher darein netzen, oder zerstoßen und überlegen. Aderwunden heilt man mit Segen und Besprechen, wie ich es im Krieg gesehen und erfahren habe.

NOTA

Erstlich trage den Balsam auf. Wenn das nicht helfen will, dann gebrauche die Segen. Die Wunden mit Salz und Wasser abzuwaschen, ist am besten, denn das gesalzene Wasser kuriert gewaltig, wenn man es sauber hält.

Ein Wundtrank

Recipe: Folior. Cyclaminis *[Alpenveilchenblätter]*[24] 3 Unzen,
Terpentinæ minor: *[Terpentin/Lärchenharz]* 6 Unzen,
Florum Agrimonij *[Odermennigblüten]*,
Antheræ *[Rosmarin, evtl. die Blüten]*,
Diapensiæ *[Sanikel, evtl. die Blüten]* gleiche Teile: je 7 Drachmen,
des besten Weines 3 Pfund.

Siede einen Wundtrank daraus, und gib ihn abends und morgens zu trinken. Hier ist es ein Meisterstück, wenn du diese Kräuter destillierst und in einem Glas sammelst. Es ist nicht vonnöten, daß du ein Pflaster auflegst, du sollst sie [die Wunde] aber sauber halten.

Ein anderer Wundtrank

Recipe: Sanguinis de Mumia *[Mumienblut]* 1 Unze,
Salis gemmæ *[Steinsalz]* eine halbe Drachme,
Liquor: Serpentinæ minoris *[Natterwurzsaft]*,
Cyclaminis *[Alpenveilchen, evtl. der Saft]* gleiche Teile: je 3 Unzen.

Mache einen Trank davon, ohne Wein. Das sind Balsamtränke. Gib ihn zu trinken, und alsdann wirkt die Natur selbst. Wenn ein Roß an den Füßen eitert und man den [Huf-]nagel in Speck steckt und wieder herauszieht, so heilt es. Gleichfalls: Wenn einem eine Wunde gestochen wurde und [man] das Messer in Speck steckt, so heilt sie.

---

24 Wegen eventuell möglicher Schreibfehler der handschriftlichen Vorlage ist hypothetisch nicht immer auszuschließen, daß manchmal auch die Blüten (flos/florum) gemeint sein könnten, wenn im Text von „Folior." die Rede ist.

Ein Segen bei Aderwunden

Sprich drei Mal über die Wunde, oder hauche drei Mal hinein (wie etliche es zu tun pflegen). Das ist beides einerlei. Binde sie danach mit gemeinem Öl zu, und tue sonst nichts dazu, so heilt sie, und dies sind die Worte:

ROSETA, SACOR, AREBOT.

DE VULNERIBUS TESTICULORUM
Das dritte Kapitel
Von den Wunden des Gemächts

Alle, die setzen Gipfel am Penis und an den testiculis, oder Hoden.[25] Alle Bänder und Oleren[26] haben ihren Anfang im Nacken. Es ist nicht dieselbe Heilung oder Kur der Adern im Leib und der Adern am Penis und Hodensack. Es ist daselbst die Wurzel, an der Haare wachsen. Genauso ist eine Wurzel der Adern am Penis und am Hodensack. Die haben ihren Anfang im Herzen, wo das Haar wächst. Rote Haare zeigen einen starken Mann an, schwarze Haare einen schwachen. Die Milz sollst du allein aus dem Angesicht erkennen. Wer viele Haare hat, ist wohl geädert, [denn] der Ursprung der Adern ist dort, wo das Haar wächst, nämlich im Kopf. Die Adern, welche sich über den Bauch erstrecken, nehmen ihre Wurzel vom Herzen, und das Gemächt nimmt auch dort seinen Ursprung oder seine Wurzel.

Ebenso: Unter den Achseln ist der Ursprung der Adern an den Händen. Wenn Krampf und Eiter am Penis oder männlichen Glied und Hodensack kommen, so ist es sehr schlimm und viel ärger als andere Wunden im Leib, selbst wenn eine Aufblähung da wäre. Man soll in diesen Wunden keinen Eiter verursachen, sondern es soll ein Balsam da gebraucht werden oder nur

---

25 Bei Huser, S. 461 (Amerbachversion), lautet diese Passage: „Omnia ligamenta locustos ponunt in pene & testiculis." In der Oporinusversion, bei Huser, S. 553, heißt es: "Quae iccirco hic subsequantur, quod ligamenta (quae proximè praecesserunt) sunt non se iunctae, sed affines, utpote in quibus Ligamenta totius corporis congregentur, nempe in Priapo & Oseo &c."

26 (?) Evtl. Druckfehler für „Adern". Bei Huser, in der Amerbachversion, S. 461, steht indes: („ó lernet").

solche Öle, die ohne Eiter heilen, wie der oben beschriebene Balsam. Und es ist kein Unterschied hier, ob sie quer oder längs über die Wunde gelegt werden. Außerdem: Wunden im männlichen Glied soll man nicht heften, sondern man soll eine Syringa[27] überlegen über die Rute (Virgam) bis zu dem Mundloch der Blase, und die Adern im Penis sollen gleich liegen, wenn eine Syringa aufgelegt wurde und ausgestreckt ist. Auch der *Balsam Christi* oder Wundtrank [soll gebraucht werden]. Wenn die Wunden gebunden würden, so würde der Penis erlahmen, oder es gäbe Krampf.

Beschreibung des Oppodeltoch[28] zu den Wunden der Adern (auch zu den Spannadern[29] im ganzen Leib)

Recipe: Olei olivæ *[Olivenöl]*,
Lauri *[Lorbeer, wahrscheinlich Lorbeeröl]*,
Lythargyrii *[Bleiglätte]* gleiche Teile: je 1 Pfund,
und von den vier Gummis aus oder von den Bäumen *[Damit könnten die nun folgenden Harze dieses Rezeptes gemeint sein oder aber zusätzlich vier verschiedene Harze, z.B. Opopanax, Bdellium/Weinpalmenharz, Kolophonium und Sagapenum.]*
gleiche Teile: je 4 Unzen,
Thuris *[Weihrauch]*,
Masticis *[Mastix]*,
Myrrhæ *[Myrrhe]*,
Mumiæ *[Mumie]*,
Consolid. rotundæ *[Bei Huser, S. 554, findet sich „Aristolochiae rotundae". Es dürfte hier also die Rundblättrige Osterluzei gemeint sein.]*
gleiche Teile: je eine halbe Unze,
Resinæ de Botin *[Lärchenharz, das zu bestimmten astrologischen Konstellationen gesammelt wurde]* ein halbes Pfund.

---

27 Katheter.

28 Balsam oder Wundpflaster, aus mindestens drei Bestandteilen hergestellt: Opo(panax), (B)del(lium) und (Aris)to(lo)ch(ia). Mit letzterem können verschiedene Substanzen gemeint sein, z.B. Sagapenum. Die zusammengezogenen Silben ergeben den Namen. Es gibt zahlreiche Rezeptvarianten, die zusätzliche Ingredienzen enthalten oder andere, die sogar ganz auf die ursprünglichen Substanzen verzichten.

29 Sehnen.

Mache es zu einem Pflaster. Die ersten Bestandteile, wie Olivenöl, stimmen mit diesem Glied überein. Die anderen werden dazu gebraucht, damit sie Geschwulste verhindern mögen. Wenn [noch] drei Adern aneinander halten, so kann es geheilt werden. Wenn sie aber nicht beisammen hängen, dann ist keine Hoffnung. Es fault, und Löcher bilden sich. Wenn die Harnröhre getroffen wird oder die Wurzel am Penis, dann kommt der Schlag oder die Lähmung des Penis. Wenn die Wurzel der Ader verletzt wird, dann kommt die Lähmung. Derselben Ader Glied erlahmt in der Wurzel und kann von der Lähmung nicht mehr kuriert werden.

Wenn eine Wunde im Osæo, das bedeutet im Hodensack, sich zutrüge, so darf sie mit keiner Nadel genäht werden, sondern mit einem eisernen Heftlein soll man sie zusammenheften und zu beiden Seiten binden. Danach trage den Balsam auf oder das Pflaster (das oben beschrieben wurde), welches [die] Geschwulst zerteilt und legt. Danach [soll man] nähen mit Heftleinen[30]. In 22 Stunden soll man sehen, ob die Adern zusammenwachsen. Wo nicht, so sollst du es wieder nähen und in zwölf Stunden den Balsam oder das Pflaster immer frisch überlegen. Wenn die Hoden getroffen werden und man keine Linderung[31] gebraucht, alsdann entsteht in 24 Stunden ein großer Schmerz: Darum trage Linderung auf, wenn es anschwillt, oder es entsteht eine Fäulnis, und darauf folgt das *Wilde Feuer* (Persicus)[32] oder der Brand.

Eine Linderung bei Hodenwunden
Wo sie innerhalb von 24 Stunden nicht übergelegt wird,
dann sind solche Wunden unheilbar

Recipe: Seminis Citoniorum *[Quittensamen]* 1,5 Unzen,
Farinæ fabarum *[Bohnenmehl, eventuell aus Saubohnen]* 1 Unze,
Olei Myrtillorum *[Vermutlich Myrtenöl/Myrtus communis. Es könnte zwar auch verdickter Saft aus Heidelbeeren/Vaccinium myrtillus oder ein Destillat daraus gemeint sein, diese Zuordnung ist aufgrund der pharmakologischen Eigenschaften jedoch eher un-*

30 Nähgarn.
31 Abschwellende Mittel.
32 Pseudoerysipel/Anthrax.

wahrscheinlich. Figulus versteht bei der Beschreibung des „16. Zufalls" ebenfalls „Myrte". Siehe Fußnote 102.],
Olei de florib. tapsi *[Königskerzenblütenöl]* gleiche Teile: je 6 Drachmen,
Radic: Hosciami *[Bilsenkrautwurzel]*,
[davon] so viel wie alle anderen zusammen. Daraus mache ein Pflaster.
Auf die Wunde warm übergelegt, 24 Stunden lang.

Dreierlei Wunden entstehen in den Wunden der Hoden: die erste in der Wurzel der Ader bis auf den Priapum[33], die andere im Hodensack, die soll geheftet werden. Die dritte in den Hoden selbst, da soll Linderung aufgetragen werden. Unterhalb, wenn es offen ist, so ist der Schaden nicht so groß wie oberhalb. Aber wenn sich Wunden begeben an diesen Orten, so geschieht es bisweilen, daß die Wunde die Pflaster nicht leide, sondern von sich stößt. Alsdann gebrauche man die Öle.

Ein CHARAKTER[34] bei Schlag- oder Lahmwunden

A. X. F. C.

Auf einen Zettel geschrieben, und darüber [über die Wunde] gelegt. Mit diesen Charakteren habe ich gesehen, wie eine gemeine Wirtin die Lähmung der Gemächte[35] heilte.

Das vierte Kapitel
Von Fleischwunden

Fleischwunden sind geschickter [zu heilen] ohne Heften. Galenus[36] spricht, daß alle Wunden geheftet werden sollen, und eben dies sagen auch Rogerius[37] und Guido[38]. Die Wunden drei oder vier Tage verbinden, soll

---

33 Penis.
34 Segen/Amulett/Besprechungsformel.
35 Impotenz.
36 Galenos von Pergamon (um 129-216 n. Chr.), bedeutender griechischer Arzt.
37 Rüdiger Frutgart, genannt Rogerius von Salerno (1140-1195), Verfasser einflußreicher chirurgischer Werke.

man nicht tun, sondern sie sollen offen stehen, [so] wie sie sind, [und auch keinen] Eiter machen. Wundsucht ist, wenn sich das Glied entzündet und Hitze dazu kommt. Alsdann wird die Synovia[39] daraus.

Vergicht[40] ist, wenn sich das Auge verdreht oder verwendet und der Patient das Maul trümmt[41], und es ist ein Merkzeichen, daß der Schlag oder die Lähme darauf kommt [und] Apoplexia vel Epilepsia. Bisweilen kommt und schlägt das Fieber dazu. Darauf kommt dann die Darrsucht[42] oder Schwindsucht und letztlich die Hectica[43]. Bei Fleischwunden soll man nicht auf die Adern achten.

Eine allgemeine Regel

Wenn einer verwundet wird mit gestrecktem Arm oder mit gestreckten Schenkeln, so ist die Wunde besser, als wenn sie geschieht mit gebogenem Arm oder Schenkel. Bisweilen kommen am Ende der Kur weiße Bützlein[44]. Zuerst, wenn die Wunde geschwollen ist, soll man die Geschwulst legen[45]. Dafür hast du allhier ein Rezept:

Geschwulst vertreiben

Recip. Florum tapsi *[Königskerzenblüten]* drei Handvoll,
Ebuli *[Zwergholunder, evtl. die Blüten]* eine Handvoll,
Actis *[Scharfer Hahnenfuß, evtl. die Blüten]* zwei Handvoll.

---

38 Guy de Chauliac, genannt Guidonis de Caudilaco (ca. 1298-1368), Verfasser einflußreicher chirurgischer Werke.

39 Eigentlich: Gelenkschmiere. Hier eher im Sinne von „Ausfluß“ verwendet.

40 Zuckungen, Konvulsionen, Zittern, Krämpfe, siehe Kapitel 4.

41 Das heißt: die Zähne klappern/knirschen.

42 Allgemeiner Kräfteverfall/Auszehrung.

43 Schwindsucht.

44 Tumore.

45 Das heißt: Man soll dafür sorgen, daß die Schwellung zurückgeht.

Siede den Saft mit Rosenessig aus, und mache davon einen Umschlag über die Wunde über und über, so schwillt [sie] in einem Tag und [einer] Nacht ab. Eine jegliche Geschwulst ist eine Ursache der Fäulnis: Die Fäule ist eine Ursache der Würmer. Eine hohle oder löchrige Wunde verursacht die Æstiomena[46]. Danach, wenn die Geschwulst abgeschwollen ist, [soll man] meisterlich heilen mit dem *Balsamo CHRISTI*, wenn du willst, desgleichen mit einem Wundtrank und mit dem oben beschriebenen Pflaster. Das ist ein Balsam, welcher die Natur præservirt oder bewahrt vor der Fäule, und er bringt die Natur wieder zu ihrer Kraft oder Tugend.

Beschreibung einer Salbe zu den Wunden

Eine jegliche Salbe hat einen Corpus oder Leib. Zum Exempel: In Blattersalben ist das Corpus Schmalz. Danach Bolus Armenus[47], Merkurius oder Quecksilber. Außerdem: Wachs ist ein Corpus in Salben. Außerdem: Öl.

Folgt nun die Wundsalbe

Recipe: Mellis *[Honig]* ein halbes Pfund,
Visci de botin *[Lärchenharz, das zu bestimmten astrologischen Konstellationen gesammelt wurde]* 2 Unzen.
Das ist das Corpus.
Succi de floribus Hypericonis *[Johanniskrautblütensaft]*,
Aloepatici *[Aloe hepatica]*,
Florum æris *[Grünspan. In sehr seltenen Fällen auch für Kupfersulfat verwendet.]*
gleiche Teile: je 1 Unze.
Destilliere es an der Sonne einen Monat lang.

---

46 Fressende Schäden.

47 Tonheilerde/armenischer, roter Fett-Ton/Bolus rubra.

Eine andere

Recipe: Olei Quanardi *[Unklar. Denkbar wäre ein Schreibfehler für Olei Spicanardi/Speiköl, oder es könnte Nardenöl/Valeriana jatamansi bzw. Nardostachys grandiflora gemeint sein. Bei Huser, S. 555, findet sich die Schreibweise „guanarethi". Hypothetisch möglich wären also z.B. Übertragungsfehler für Oleum anethi/Dillöl oder für Ranus/Frosch bzw. Froschlaich. All diese Substanzen wurden von Paracelsus für Wundsalben verwendet. Gamander-Ehrenpreis/Veronica chamaedrus, taucht in der „Großen Wundarznei", Buch 2, S. XLI als „Gamandrea" auf. Hier könnte auch noch eine entfernte klangliche Ähnlichkeit vorhanden sein. Dasselbe gilt für Guajaköl.]*
6 Unzen. Das ist das Corpus.
Consolidæ majoris *[Beinwell]*,
Sophalliæ *[Unklar. Bei Huser, S. 555, findet sich: „Sapphalliae". Es ist also wahrscheinlich Besenrauke/Sophienrauke gemeint.]* gleiche Teile: je 3 Unzen.
Mache es zu einem Öl an der Sonne.

Eine andere

Recipe: Frische Butter, im Mai oder April gesammelt, 2 Pfund.
Das ist das Corpus.
Visci[48] von diesen Kräutern: nämlich:
Serpentariæ minoris *[Natterwurz]*,
Consolidæ utriusque *[zweierlei „verfestigende" Pflanzen gemischt, z.B.: Rittersporn und Beinwell]*,
Lumbricorum terrestrium *[Regenwurm]*,
Aristolochiæ rotundæ *[Rundblättrige Osterluzei]* gleiche Teile: je 1,5 Unzen.
Mache es zu einer Salbe.

---

[48] Das Zähe, die Viskosität, der Saft oder das Harz. In den Anmerkungen zum *„Buch über die Grade und Zusammensetzungen der Rezepte"* findet sich folgende Definition für Viscus: „Viscus ist jedes Harz, das man von einem Baum siedet wie Leim." (Paracelsus/Aschner, Band 3, S. 469)

Eine andere

Rec. Menschenschmalz 1 Pfund.
Es ist das allerbeste Corpus, das man in Salben haben kann.
Rindermark 10 Unzen,
Serpentinæ *[Natterwurz]*,
Agrimoniæ *[Odermennigkraut]* gleiche Teile: je 1 Drachme,
Aristolochiæ rotundæ *[Rundblättrige Osterluzei]*,
Chelidoniæ *[Schöllkraut]* gleiche Teile: je 1,5 Unzen & 1 Drachme,
das heißt: 7 Drachmen.
Mache es zu einer Salbe.

Eine andere

Rec. Mumiam von Menschenmark. Das ist das Corpus dieser Salbe.
R. Dieser Mumie 1 Pfund,
Frische Maibutter 4 Pfund,
Olei Olivæ *[Olivenöl]*,
Olei tapsi *[Königskerzenöl]* gleiche Teile: je 2 Unzen.
Mache es zu einer Salbe, und destilliere es einen Monat an der Sonne.

Eine andere

Diese hat ein Corpus aus der Zähe oder Viskosität der Kräuter.
Rec. Liquoris Hypericonis *[Johanniskrautsaft]*,
Centaureæ, id est, antheris flor *[Tausendgüldenkrautblüten, evtl. der Saft]*,
Bethonicæ *[Heilziest, evtl. der Saft]*,
Regalis consolidæ *[Rittersporn, evtl. der Saft]*,
Serpentinæ *[Natterwurz, evtl. der Saft]* gleiche Teile: je 3 Unzen,
Liquoris de mumia ultramarina *[ägyptisches Mumienöl]* 4 Unzen.
Mache es zu einer Salbe an der Sonne.

Den Balsam unter der Salbe, eine morgens aufgelegt und eine nachts, da kommt kein Accidens[49] oder böser Zufall[50] dazu. Hüte dich, weder Harz noch Terpentin zu nehmen zu dem Corpus. Außerdem keinen Mastix, Weihrauch, Myrrhe, Gummi, Magnet, keinen Bernstein (Carabe), weder weiße noch rote Korallen oder Spodium.[51] Die Korallen werden deswegen erwähnt, damit nicht Vergicht komme. Der Magnet darum, wenn vielleicht vom Schwert oder der Hellebarde ein Stück darein gekommen wäre. Der Magnet, wenn er zu Harz oder Pech kommt, so verliert er seine Tugend. Das Gummi darum, weil es die Feuchtigkeit wegnimmt. Aber die Schwindsucht kommt aus demselbigen in der Wundsalbe.

Das fünfte Kapitel
Knochen- oder Beinwunden

Der Knochen ist ein Glied, welches keine Empfindung hat, wie Hermes sagt. Aber die Accidentia oder Unfälle sind empfindlich [schmerzhaft]. Der Knochen hat sein Blut, seine Porosität oder durchdringende Wirkung, und er hat sein Fleisch: Es ist auch ein Saft des Fleisches in ihm, eine Form von Blut, eine Form oder Art von Fleisch. Der Knochen kuriert sich selbst, wenn der Arzt es nicht verdirbt oder verwahrlost. Er zieht sich selbst zusammen und macht sich ganz, denn er hat das Salz oder den Salzbalsam der Natur[52] in sich.

Die erste Erschaffung ist das Gebein im menschlichen Leib. Erstlich wird es geschaffen oder formiert aus dem Samen, danach die Adern, alsdann die Knorpel, danach das Fleisch und die Haut, zuletzt der Mensch, welches zu sehen ist an einer Mißgeburt, wenn ein Kind abgeht oder in der Mola[53] und Mißgewächs. Der Same im Erdreich schafft oder bringt erstlich den Stengel

---

[49] Komplikation.
[50] „Zufall" wird im gesamten Text immer im Sinne von „Komplikation" verwendet.
[51] Kann entweder Hirschhorn, Arsenik oder Metallasche bedeuten.
[52] Die formgebende Kraft.
[53] Fehlgeburt.

hervor. Das ist das Gebein. Danach die Äste, danach die Blätter, danach die Blüten, dann die Frucht und letztlich den Samen.

Aus der äußeren oder inneren Rinde oder aus dem Holz wachsen keine Äpfel oder Birnen, sondern aus dem Mark. So auch beim Samen. Da ist ein Tropfen, aus welchem erstlich geschaffen wird das Gebein. Das andere, das den Samen umgibt, vermag nichts zur Hervorbringung, aber es verfault und ist gleichsam wie eine Rinde oder Borke.

Die Geschwulst soll in einer jeden Wunde hinweggeräumt werden. In Knochenwunden kommt dazu Schwindung der Knochen, wenn sie eitern. Kein Eiweiß soll man brauchen bei [diesen] Wunden, denn es macht Fäule. Keine Knochenwunde soll geheftet werden.

ACCIDENTIA
Oder zufällige Krankheiten

[...Das sind] Schwindsucht, Fieber, Krampf, der [kommt] nach Vergicht. Rasteta[54] sind zwischen Gelenken und Juncturae[55]. Gleichfalls in der Hand zwischen den Gelenken. Sparadrass[56] sind Binden, mit denen man die Wunden bindet. Man soll sie reinigen, die Wunden und hohle Schindeln darüber binden. Das *Wilde Feuer* oder der Brand[57] wird nicht kuriert, wenn er entsteht aus einer Wunde. Außerdem die beißende Herpeta[58]. Hierher gehört der *Balsam CHRISTI*, wenn du willst. Pflaster von Terpentin taugen hier nichts.

---

54 Hand- und Fußriste.

55 Knorpelige Knochenverbindungen. Sehr selten wird der Begriff auch für „Gelenk" verwendet.

56 Bei Huser, S. 556: „Sparediam vocant ein Binden/die man verknüpfft/und mit Eyerklar macht." Bei Schröter (1713, S. 92) findet sich: „Sparadrapus, Sparadrapum, ein Tuch/welches in ein geschmolzen Pflaster gelegt oder gestecket/und hernach getrocknet worden/kan auf beyden Seiten gebraucht werden."

57 Anthrax.

58 Wundrose/Antoniusfeuer.

Ein Balsam bei Knochenwunden

Rec. Axungiam de Mumia, das heißt vom Mark *[Schmalz/Öl aus dem Knochenmark von Mumien]*,
Succi Hypericonis *[Johanniskrautsaft]*. Außerdem:
Succi Centaureæ *[Tausendgüldenkrautsaft]*,
& Sophiæ *[Saft der Besenrauke]* gleiche Teile: je 7 Unzen,
Liquoris de myrrha *[Myrrhenöl]*,
De mastice *[Mastixöl]*,
& thure *[Weihrauchöl]* gleiche Teile: je eine halbe Unze,
Lithargyrij præparati *[spagyrisch bearbeitete Bleiglätte]*,
De liquoribus Centaureæ *[Tausendgüldenkrautsaft]*,
Endiviæ *[Endivie, vermutlich der Saft]*,
Spicolliæ *[Unklar. Wahrscheinlich ein Schreibfehler für Speik/Valeriana celtica oder Spick/Lavendula spica. Eventuell denkbar, wenn auch unwahrscheinlich: Grasähren. Daraus der Saft oder ein Öl.]*,
Bethonicæ *[Heilziestsaft]* gleiche Teile: je 2 Drachmen,
Oleum de baccis lauri *[Lorbeeröl]* so viel wie alle anderen [zusammen].

Mache einen Balsam daraus. Es gibt zweierlei Lorbeeröle: eines aus den Lorbeerblättern, das andere aus den Beeren.

Ein anderes Rezept

Rec. Olei Alandahal. *[Koloquintenöl]* Es sind keine Koloquinten oder Laxative, die da öffnen. Kein Laxativ taugt zu den Wunden. Rhasis[59] hat recht gesprochen vom Alandahal.
Guajaci *[Guajakholz, vermutl. als Öl]*,
Spondilii, das ist pini, *[Pinie, vermutl. als Öl]*,
Iuniperi *[Wacholder, vermutl. als Öl]* gleiche Teile: je 7 Unzen,

---

59 Rhasis (860-932), bedeutender arabischer Arzt.

Serpentinæ *[Natterwurz]*,
Consolidæ Regalis *[Rittersporn]*,
Kokodinion *[Herbst-Seidelbast, alte Bezeichnung: Cocco gnidion]*,
Brunellæ Cælestin, das bedeutet: Braunellen *[Bei Huser, S. 556, findet sich „Praunellis" = evtl. Pflaume, was falsch sein dürfte.]* gleiche Teile: je 1 Unze.
Mache daraus einen Saft oder Balsam.

Ein anderes Rezept eines Balsampflasters des Wundarztes von Göppingen

R. Colophoniæ *[Kolophonium]*,
Ceræ tussiæ virgineæ *[Jungfernwachs]* gleiche Teile: je 1 Pfund,
Liquoris medullæ ex ossibus de mumia *[Öl aus dem Knochenmark von Mumien]*,
Thuris *[Weihrauch]*,
Synochiæ (das sind weiße Korallen, zu einem Saft gemacht) *[ein spagyrisches Produkt aus weißen Korallen]*,
Carabe *[Bernstein]* gleiche Teile: je 1 Unze.
Mache es zu einem Pflaster mit axungia, mit dem Fetten von den Trinijs. *[Unklar. Es könnte sich um das Schmalz eines nicht näher eruierbaren Tieres handeln. Ebenfalls möglich wäre entweder ein Gemisch aus drei verschiedenen Tierfetten oder aus drei Pflanzenharzen. Eventuell könnten damit auch die Bestandteile des Oppodeltoch gemeint sein.]*

Verbesserung und Vermehrung Theophrasti

Rec. Mumiæ Transmarinæ *[ägyptische Mumie]* 1 Unze,
Liquorum Tapsi *[Königskerzensaft]* 1,5 Unzen,
Liquoris Calaminaris *[aus Zinkspat hergestellte Flüssigkeit, vermutlich auf spaygrischem Wege]* 7 Drachmen.

Der Carabe oder Bernstein mag ausgelassen werden, wegen seiner großen anziehenden Kraft und Tugend. Symphorianus[60] hat nicht wohl von den Kräutern geschrieben, sondern betrachtet und lest diesbezüglich Hermes[61], Archelaum[62] und Geber[63].

Das sechste Kapitel
De Vulneribus Capitis
Von den Kopfwunden

Das Zentrum des Ohres ist so klein wie ein Giffel[64] oder Kluffen[65]. Wenn das Zentrum verletzt wird, so verliert einer das Gehör. Die Sehkraft ist in der Mitte des Auges. Die Äderlein, die vor dem Auge sind, die bringen dem Auge nur die Feuchtigkeit oder Liquorem. Wenn der Augapfel beschädigt wird, so verliert man das Gesicht.

Der Geruch[-sinn] ist zwischen den zwei Augen und nicht in der Nase. Wenn die Nase abgeschnitten wurde, so behält der Mensch doch den Geruch. Der Geschmack ist an dem äußersten Spitzlein der Zunge. Sie hat Saft von einem Äderlein, welches im Zäpflein ist.

Wenn das Zentrum des Gesichts, des Gehörs und des Geschmacks verletzt wird, so kann kein Arzt dem Menschen helfen und ihn wieder zurechtbringen. Wenn einer zornigerweise[66] eine Wunde empfängt, so ist es gar schlimm, und meistens stirbt der. Wenn einer im Zorn[67] eine Wunde in den Augen bekommt, so hat er meist starrende Augen und kann schwerlich kuriert werden, daß nicht etwas bliebe von den starrenden Augen. Wie man einen findet, lachend, trauernd oder anders, so soll ihn der Arzt behalten. Wenn Vergicht dazu käme, so ist es ein Zeichen einer untemperierten Arz-

---

60 Symphorien Champier (ca. 1471-1537), Arzt.

61 Hermes Trismegistos, legendärer Urvater der Alchemie.

62 Archelaus, Philosoph und Schüler des Anaxagoras.

63 Entweder: Jabir ibn Hayyan (ca. 721-815) oder (Pseudo)-Geber, ca. 14. Jhd.

64 Kleine Gabel, Astgabel.

65 Spännadel, Stecknadel.

66 Mit Kraft/voller Wut.

67 Mit Kraft/voller Wut.

nei. In drei Stunden schickt sich einer zum Guten oder Bösen. [Es entscheidet sich, ob er geheilt wird oder nicht.]

Von den Zeichen des Kopfes

Die Blasse[68] ist unheilbar, wenn sie verletzt wird. Wenn einer nicht sofort unvermittelt dahinstirbt, so folgen doch darauf die Zeichen des Todes. Wenn das Hirn oder die Vesic[69] geöffnet wird, alsdann folgt der Krampf, und man stirbt. Wenn einer im Zorn geschlagen oder verwundet wird an der Hirnschale, so ist es am ärgsten. Das sind böse Zeichen: Wer im Zorn geschlagen wird, daß er eine Wunde bekomme in der Hirnschale, wie er alsdann aussieht, so bleibt er auch bis zur Kur oder Heilung. Sie bleiben starr, die Augen. Wenn ein Gelbsüchtiger geschlagen wird oder wenn ein Wassersüchtiger verwundet wird, so sind es tödliche Wunden.

Wenn einer vom Beischlaf daherkommt und eine Wunde empfängt, so ist es ein Zeichen des Todes.

Wie man solches kurieren soll

Zuerst soll man die Geschwulst abschwellen, danach soll man ein warmes Defensiv auflegen, das ist ein Umschlag aus Kräutern oder einfachen Dingen warmer Natur und Eigenschaft. Alle kühlenden Materien widerstehen den Wunden. Danach soll man die Wunden legen und die Knochen zusammendrücken auf das Geschickteste. Danach soll man den [Ver-]Band selbst tun. Wenn die Hirnschale getroffen ist, soll man ein Defensiv auflegen, damit das Hirn gestärkt werde. Das muß geschehen durch einen Trank, auf daß das geronnene Blut herausgehe, das sonst Vergicht erzeugt.

---

68 Stirn.

69 Eigentlich: Blase. Hier als Synonym für die Hirnschale oder evtl. die Hirnhäute.

Ein Trank bei geronnenem oder gestandenem Blut

Rec. Liquor: Basiliconis *[Basilikumsaft*[70]*]* 2 Unzen,
De lacca rubea *[roter Schellack]* 1,5 Drachmen,
Majoranæ *[Majoran]*,
Antheræ *[Rosmarin]*,
Cheiri *[Goldlack]* gleiche Teile: je 3 Drachmen,
Vini Salviæ *[Salbeiwein]* 2 Unzen.

Mache einen Trank daraus, und gib ihn ihm [dem Patienten] auf einmal, so verzehrt es das koagulierte oder zusammengeronnene Blut. Der Patient soll gute Abstinenz halten und nicht zu sehr trinken. Er halte gute Ordnung und Maß, denn der Magen kann solches nicht verdauen, denn die verdauende Kraft, die ist geschwächt worden. Du sollst beileibe kein destilliertes Öl brauchen. Denn es ist eitel Gift in dieser Sache. Ziegelöl[71] oder Terpentinöl taugen hier auch nichts. So hüte dich auch vor Gummi und vor den Rezepten, welche Mesuë[72] verordnet hat in seinen [Büchern] *Lumine Apotecariorum* und *Præposito.* Du magst auch gebrauchen die droben verzeichneten Pflaster, Speck [und] Seidentüchlein, womit sie gemeinhin kuriert werden. Ich lehre dich nicht, daß du sie brauchst. Ich befehle sie anderen.

KUR oder meine Heilung

Recipe: De 4. succis ex arboribus *[ein Gemisch aus vier Baumharzen, z.B. Opopanax, Bdellium/Weinpalmenharz, Sagapenum und Kolophonium]* gleiche Teile: je eine halbe Unze,
De tribus resinis majorib. *[Ein Gemisch aus drei nicht näher bezeichneten Harzen. Hypothetisch denkbar wären in diesem speziellen Fall z.B. Mastix, Myrrhe und Weih-*

[70] Als „Basiliconis“ bezeichnete man früher auch verschiedene Salben, z.B. eine Mischung aus Kolophonium, Wachs, Pech und Öl, was für dieses Rezept jedoch auszuschließen ist.
[71] Ein brenzliges Öl, das aus einem Gemisch von fettem Öl und Ziegelbrocken destilliert wird. Manchmal wird damit auch ein Gemisch aus Rüböl und Birkenteer bezeichnet.
[72] Persischer Arzt (ca. 777 v. Chr. - 857 n. Chr.)

rauch, weil es sich wegen ihrer liturgischen Verwendung um besonders hervorgehobene Substanzen handelte.] 1 Drachme.
Mache es zu einem Saft. Danach [gib dazu] diese:

Recipe: Florum Saturni *[Unklar. Es könnten Blüten mit saturnischer Signatur gemeint sein oder ein spagyrisches, wahrscheinlich sublimiertes, Bleiprodukt. Denkbar wäre auch ein Druckfehler für Bohnenkrautblüten/Satureia.]*, ein halbes Pfund,
Olei Myrtillor: *[Vermutlich Myrtenöl/Myrtus communis. Es könnte zwar auch verdickter Saft aus Heidelbeeren/Vaccinium myrtillus oder ein Destillat daraus gemeint sein, diese Zuordnung ist aufgrund der pharmakologischen Eigenschaften jedoch eher unwahrscheinlich. Figulus versteht bei der Beschreibung des „16. Zufalls" ebenfalls „Myrte". Siehe Fußnote 102.]* 1 Pfund.
Mache es zu einem Pflaster samt seinen zugehörigen [Bestandteilen]:

Recipe: Medullæ *[Knochenmark]*,
Mumiæ *[Mumie]* gleiche Teile: je 2 Drachmen,
und trage es auf die Wunde morgens und abends auf. Davon wächst kein Eiter, und es fault auch keine Wunde.

Ein Trank für den Kopf

Recipe: Cyclaminis *[Alpenveilchen]* 1 Pfund,
Agrimoniæ *[Odermennigkraut]* ein halbes Pfund.

Mache daraus einen destillierten Saft, und gib dem Patienten davon drei Unzen.

Das siebte Kapitel
Von Eingeweidewunden

Wenn einer die Lunge erreicht oder berührt, so ist es eine spezielle Wunde, wo es aber die Eingeweide berührt, so ist es auch eine andere. Wenn es die Leber verletzt, ist es auch eine andere. Der Streich ist das Beste und

Ärgste an den Wunden. Wenn etwas dazu schlägt [eine Komplikation], so geschieht es aus Unerfahrenheit des Arztes.

Lungen

Wenn der Streich die Lungen berührt, so ist es eine unheilbare Wunde. Obschon die Lunge durch den Geist [Atem] nicht bewegt würde, so entsteht daraus eine Engbrüstigkeit, Keuchen, Husten, Verzehrung der Lunge und Lungengeschwulst. Alsdann soll ein taugliches Vorbeugemittel gegeben werden zu der Wunde in der Lunge und keine Arznei.

KUR *oder Heilung*

Das geronnene Blut soll von der Lunge wegpurgiert [gereinigt] werden. Danach soll die Wunde kuriert werden. Danach soll ein Vorbeugemittel gereicht werden, damit die Lunge durchaus kuriert werde, damit nicht Keuchen, Husten oder Geschwulste dazu kommen.

Abstreichung des geronnenen Blutes in der Lunge

Recipe: Liquor. Hirundinariæ *[Schwalbenwurzsaft]*,
De lacca & lacc. id est, alba & rubea *[Schellack, rot und weiß]*,
Mumiæ *[Mumie]* gleiche Teile: je 1 Unze,
Liquoris de Rhebarbaro *[Rhabarbersaft]* 3 Drachmen.

Seine Dosis oder Gewicht einzugeben, ist von vier Skrupel bis zu sieben oder bis zu drei Drachmen. Das befreit die Lunge vom gestockten Blut. Danach widme dich der Wunde, und brauche nicht das Heften, sondern mit dem Handtuch verbinde es. Alsdann gebrauche das Oppodeltoch oder [die] droben beschriebenen Pflaster. Ein Apostem[73] soll reif gemacht werden durch Eiter, aber Wunden nicht.

Milz

Wenn eine Wunde in der Milz wäre, so soll sie [die Milz] herausgeschnitten werden, denn wir können ohne dieselbe wohl leben. Wenn die Wunde so groß ist, so soll sie mit keinem Balsam geschmiert werden, sondern wieder zusammen[gebunden], und es soll ein Trank gegeben werden, der für die Lunge gemacht ist.

Leber

Wenn eine Wunde in der Leber ist, so läßt sie sich nicht heilen oder kurieren. Wenn etwas Dickdarm [verletzt] ist, so entstehen daraus Seitenweh, Aposteme oder Geschwüre und Verhärtung der Leber. Es ist eine wahrhafte Fäulnis der Leber, Seiten- und Lendenweh. Wenn die Wunde alleine ist, soll sie kuriert werden wie bei der Lunge.

Magen

Wenn der Magen mit Schaden eine Wunde empfängt, so ist sie tödlich, denn er ist weit dahinten, denn entweder die Gegend des Herzens oder das Diaphragma oder Häutlein darum, die werden beschädigt. Wenn am Magenmund eine Verletzung geschieht oder der auswerfende Teil beschädigt wird, so brauche das Heften zwei oder drei Tage durch den Balsam und Oppodeltoch. Wenn das Emunctorium[74] faulen will, so soll mit dem Patienten die geschwindeste Kur vorgenommen werden auf diese Weise:

Recipe: Liquor Hypericonis *[Johanniskrautsaft]*,
Brassatellæ *[Natterzunge, wahrscheinlich der Saft]*,
Sophiæ *[Besenrauke, wahrscheinlich der Saft]*
jeweils gleiche Teile: quantum satis. So viel genug sein mag.

---

[73] Eitergeschwür, Abszeß.

[74] Austrittstelle.

Aufgestrichen früh, mittags und abends, drei Mal am Tag. Wenn aber die Speise herausbricht, soll sich der Patient der Speise enthalten und ein Schwamm über die Wunden gelegt und der Balsam und Oppodeltoch übergeschlagen werden.

Galle

Wenn die Galle getroffen, geschlagen oder gestochen wurde, so ist es mit Schaden, denn wenn die Gegend des Herzens berührt wird, so ist es aus mit ihm [dem Patienten], es sei denn, daß die Capsula des Herzens [unverletzt] bliebe. Die Galle wird nicht allein getroffen, wenn aber die Galle[nflüssigkeit] herausliefe, so folgt die Gelbsucht darauf, und der Appetit des Magens verschwindet. Es folgen Husten, Drücken und danach Schwinden. Danach kommen sie zur Darmgicht und machen ein Grimmen durch den Hintern. Danach folgen auch Fieber. Die Kur oder Heilung soll vorgenommen werden genau wie bei der Lunge.

Nieren

Wenn die Nieren verwundet werden und es durch den Bauch geschieht, alsdann werden die Eingeweide getroffen. Wenn es um die Nieren herum ist, so gebrauche Arzneien wie bei den Wunden des Magenmundes durch ein Röhrlein, und es soll rein gehalten werden. Alsdann fließt der Harn, und es folgen die Krankheiten der Nieren. Das Austrocknen durch Fließen geschieht nie, außer bei Nierenwunden. Wenn der Künstler nicht wohl heilt, so folgt eine Erschwerung der Nieren und der Blase. Außerdem werden sie [die Patienten] unterhalb des Gürtels lahm oder schwindsüchtig.

Dies sind die Weidwunden. Aber um von den Eingeweiden zu reden, so muß einer die rechte Anatomie der Eingeweide wissen. Wenn der Bauch verwundet wird und die Eingeweide nicht getroffen sind, so ist es eine Fleischwunde. Außerdem: Wenn die Eingeweide verwundet werden, so nehmen sie keine Heilung an.

REGEL

Wenn die Eingeweide getroffen werden, so geht der Dreck [Kot] heraus. Darum soll ein silberner Draht unten hinab gelegt werden. Wo [er] aber steckt, soll es durch eine silberne Röhre kuriert werden, und die soll aus der Seite gehen, denn es mag sonst nicht geschehen. Danach soll man es heilen wie eine Fleischwunde, und nach dem Essen soll des Patienten Kot herausgedrückt werden. Meister Hans von Hinnwyel im Schweizerland, der ist ein fixer Künstler in Kurierung solcher Schäden am Eingeweide. Mit der silbernen Röhre soll man die verwundeten Eingeweide kurieren. Der Patient soll nicht zu viel essen. Wenn der Dreck in den Bauch käme, so soll er ausgewaschen werden.

Ein Trank zu verwundeten Eingeweiden, die noch nicht ganz abgeschnitten sind

Recipe: Liquor. Sophiæ *[Besenraukensaft]* 10 Unzen,
Rauticæ *[Raute, evtl. der Saft]*,
Liquoris Agrimonii *[Odermennigsaft]* 6,5 Unzen,
Serpentinæ minoris *[Natterwurz, evtl. der Saft]*,
Cyclaminis *[Alpenveilchen, evtl. der Saft]* gleiche Teile: je 1 Unze.

Wieviel man auf einmal eingeben soll: So ist seine Dosis von einer Unze bis auf drei. Früh am Mittag und abends. Es ist ein Weidwundentrank. Man muß große Erfahrenheit gebrauchen bei den Eingeweiden.

CHARAKTERE zu den Wunden des Eingeweides

Recipe: Wasser und Salz. Tue es in eine zinnerne Schüssel, ziehe mit einem Faden dadurch. Den streiche ganz durch die Weidwunde, so lang wie sie ist, und hauche darüber diese Charaktere: *B. S. R. V. G. K.*

So wird ihm [dem Patienten] geholfen, auch wenn der Kot aus dem Bauch nicht abgewaschen wird. Und danach verbinde die Wunde.

Christlicher, gutherziger Leser, an diesem Ort komme ich nicht umhin, dir von der höchsten Unart, Falschheit und Undankbarkeit etlicher gewesener Schüler und Zuhörer Theophrasti zu berichten, wie sie sich dafür ausgeben und daß sie Paracelsus' Worte und Diktate verfälscht [haben] und danach, [wenn] von den Unverständigen solche Sachen in Druck gegeben werden, des teuren Mannes Ehre und Glimpf besudelt werden. Und man mit seinen blinden Feinden ihn gerne zu einem Nigromanten[75] machen wollte, darwider er doch selbst hin und wieder zum Heftigsten in seinen Büchern geschrieben und dieselben teuflischen, abergläubischen Sachen verworfen und verdammt hat. Was aber die Magie anbelangt, die eine göttliche, übernatürliche Kunst ist und eine solche Geschicktheit, dadurch man zur Erkenntnis der Elemente und deren zusammengesetzten Körpern, Früchten, Eigenschaften, Kräften und verborgenen Wirkungen gelangt, und die ganze Natur oder Makrokosmos und Mikrokosmos ergründen, erforschen und zu seiner wahren Anatomie kommen mag.

Diese Magie, sage ich, kann kein verständiger Christ und wahrer Philosophus verwerfen und verdammen, außer den verfluchten blinden Cacosophis und Pseudotheologen, deren Urteil aus einem teuflischen Herzen herrührt. Denen muß es alles Nigromantia und Zauberei sein, was von Charakteren und Sigillen, die nach influenzischer Ordnung[76] magisch zugerichtet sind, traktiert oder gebraucht wird.

Denn in dieser *Kleinen Wundarznei* setzt Theophrastus etliche Charaktere, die er in solchen Wunden gebraucht und in seiner Erfahrenheit auch selbst als recht befunden hat, daß darin eine verborgene Magie steckt. Nun nötigt er keinen dazu, solches zu brauchen. Wem es nicht gefällt, der mag es sein lassen und anstehen.

Ferner aber kommen erst seine undankbaren Schüler und gewesenen Zuhörer, wie sie sich rühmen und verstümpeln und verfälschen ihm solche

---

[75] Schwarzmagier.

[76] Segen oder Amulette, die zur astrologisch korrekten Zeit hergestellt bzw. gebraucht werden.

magischen Charaktere. Mit ihrem erlogenen Zusatz und Betrug wollten sie gerne einen Papisten aus Theophrastus machen, der er doch nimmermehr gewesen ist, sondern [er ist] einzig und allein Christi und seiner Jünger Lehre nachgefolgt und [hat] dieselbe mündlich und schriftlich, ja mordicus wider alle Sektierer und Rottengeister tuiert und verteidigt.

Darum siehe allhier, was der Falsch sei, der hier an Theophrasti Schriften begangen ist, daß der undankbare Schüler „*Weihwasser*" hineinschreibt, da mein Exemplar, welches das rechte Original und [die] Handschrift des Basilius Amerbach gewesen ist, nur schlichtes „*Wasser und Salz*" hat. Danach hat er ihm zugesetzt: „*einen Faden, den eine Jungfrau gesponnen hat*", (diese Worte: „*den eine Jungfrau gesponnen hat*"), stehen auch nicht in dem rechten Exemplar.

Diese verfluchte Unart und Verfälschung ist in fast allen seinen Werken mit untergelaufen, da man dem teuren Mann seine heilige Schriften also beschmeißt und dadurch verdächtig macht und also die Leute davon abführen will, damit sie nicht zu dem rechten Grund kommen mögen. Wenn Theophrastus jetzt wiederkommen sollte, er würde seine Schriften zum Teil nimmer für die seinen erkennen, wie ihm denn viel fälschlich untergeschoben wurde, aber seine besten Schriften bisher aus des Teufels Betreiben vorenthalten und unterdrückt wurden.

Darum, geliebter Leser, will ich dich freundlich gebeten haben, mit Verstand solche Sachen zu beurteilen und nicht alles stracks zu verwerfen oder als Zauberei auszurufen. Verstehst du nicht, was die *Magia naturalis* ist, so bleibe mit deinem schnellen Urteil daheim. Magst du es nicht brauchen oder etwas davon halten, so lasse es sein, man zwingt keinen dazu. Es sind doch andere Mittel mehr, die Theophrastus setzt, die du gebrauchen kannst und dieser wohl entraten. Daran habe ich dich kürzlich allhier aus guter Wohlmeinung erinnern wollen und verhoffe, du werdest diese meine treue Anmerkung in keinem Argen verstehen oder vermerken. Vale etc.

ACCIDENTIA VULNERUM
Zufälle der Wunden

Es gibt Wunden, welche Vergicht mit sich bringen, [etwa] beim Kopf und auch, wenn man auf die Maus[77] geschlagen wird.

Vergicht

Vergicht ist ein Zeichen des Todes, wenn nicht die Natur oder die Arznei Verhinderung bringen. Vergicht ist, wenn einer eine Wunde empfangen hat und zittert. Er hört bisweilen auf und zittert wieder, oder das Auge zittert oder der Mund, oder die Schenkel zittern ihm. Liquor Basiliconis[78] getrunken, eine Unze oder zwei Unzen, ist das beste Arzneimittel bei Vergicht. Danach der Saft, der von roten Korallen geschieden wurde, hilft auch wohl. Außerdem: Liquor Missuriae, das ist der Saft aus der Mistel an den Bäumen. Viscus ist keine Mistel. Außerdem: Zimtöl, Lavendelöl oder -saft. Das sind die Simplicia[79] bei Vergicht der Wunden.

Kompositum bei Vergicht

Recipe: Liquoris parabathini *[Unklar. Bei Huser, S. 558, findet sich die Schreibweise „carabatini". Es wird sich also wahrscheinlich um Carabe/Bernsteinöl handeln.]*
1 Unze,
Alcool coral: rubeorum *[rote Koralle, entweder fein gemahlen oder wahrscheinlicher: mit Hilfe des „philosophischen Weingeistes" spagyrisch aufbereitet]* 3 Drachmen,
Succi Basiliconis *[Basilikumsaft]* 1,5 Unzen.

---

[77] Wahrscheinlich: Muskeln an Arm, Fuß oder Handballen.

[78] Bedeutet sicherlich „Basilikumsaft", aber als „Basiliconis" bezeichnete man früher auch verschiedene Salben, z.B. eine Mischung aus Kolophonium, Wachs, Pech und Öl, was bei diesem Rezept jedoch auszuschließen ist.

[79] Einzelmittel.

Daraus mache einen Trunk, und gib ihn dem Patienten, so vergeht die Vergicht.

ALTERUM ACCIDENS
Der zweite Zufall

Der zweite Zufall sind Fieber, und sie kommen nicht aus einer Verstopfung, sondern treten zugleich mit den Wunden auf, und sie sollen auf diese Weise gereinigt werden:

Recipe: Laudani puri *[reines Opium oder Opiumtinktur]*[80] 4 Gran,
Musci *[Moschus]*,
Ambræ *[Ambra]* gleiche Teile: je 3 Gran.
Dosis: 5 Gran. Davon soll man Pillen machen. *[In den beiden Huserschen Textvarianten, S. 558 und S. 465, werden diese Pillen mit „gutem Wein" hergestellt.]*

III. ACCIDENS
Der dritte Zufall: Geschwulst

Wider die Lungengeschwulste taugen die oben beschriebenen [Mittel]. Tue auch diese hinzu:

Recipe: Foliorum tapsi *[Königskerzenblätter]* ein halbes Pfund,
Succi de liquoribus Vitrici, id est excrementi *[wahrscheinlich: Saft oder ein Destillat aus Taubenkot]*[81],
Kokoquidion *[Herbst-Seidelbast, alte Bezeichnung: Cocco gnidion]*
gleiche Teile: je 5 Unzen.

---

[80] Bei Bodenstein, 1575, S. 16, findet man folgende Erklärung: „Laudanum purum, wenn laudanum dissoluiert/ unnd durch descensum distilliert/ alß dann ists der liquor am boden."

[81] Als „Saft von Taubenkot" wird hier später im Buch (Kapitel XI) eine Passage übersetzt, die sich bei Huser (S. 566) als „liquoribus Vitrici" findet, so daß diese Gleichsetzung generell im gesamten Text gelten dürfte.

Daraus mache eine Mixtur, und [die] aufgetragen, vertreibt die Geschwulste der Wunden.

IV. ACCIDENS
Der vierte Zufall

Der vierte Zufall ist die Wundsucht[82], wenn die Hitze zuschlägt zu der Wunde. Dieses haben die Alten „ein Fieber" genannt. Erstlich kommt ein Schütteln, danach geht Hitze durch den ganzen Leib, und es ist ein Zeichen des Gliedwassers[83], das ist Sinoviæ, das weiße Gluten[84]. Darauf folgt der Brand, danach das Abhauen der Schenkel.

Folgt die Kur oder Heilung

Recipe: Aceti destillati *[destillierter Essig/Essigsäure]* 12 Unzen,
Liquoris Camphoræ *[Kampferöl oder -geist]* 1 Unze,
Succi de vitricis *[wahrscheinlich: Saft oder ein Destillat aus Taubenkot]* 6 Unzen.

Vermische solches untereinander zu einem Umschlag. Durch dieses Rezept geht die Hitze hinweg, und das Gliedwasser kommt nicht.

V. ACCIDENS
Der fünfte Zufall

Der fünfte Zufall ist die Fäule, das ist Putrefactio, daß es fault, stinkt, und es folgt auf die Wunde der Brand. Eiter ist das Weiße, [das] am Pflaster hängt und nicht, wenn es stinkt.

---

82 Wundfieber.

83 Eigentlich wird in der alten Heilkunde das die Glieder durchfließende, belebende Wasser oder die Gelenkschmiere damit bezeichnet. Hier eher: krankhafter Ausfluß, bzw. Wasseransammlungen/Wundwasser oder entzündlicher Erguß von erkranktem Serum.

84 Ausfluß/(Gelenk)schmiere/Leim.

Rezept wider die Fäule

Recipe: Mellis purgati in liquore *[gereinigter, flüssiger Honig, möglicherweise destilliert]* ein halbes Pfund,
Aleopatici *[Aloe hepatica]* 4 Unzen,
Salis fusi *[geflossenes, spagyrisch aufbereitetes Salz]* 1 Unze.

Petrus de Arelatu[85], und Lanfrancus[86], nennen „fließendes Salz", wenn es gelöst wird zu einem Wasser. Aber hier muß man das geflossene Salz verstehen, wie es bei den Alchimisten bereitet wird. Einen Tag, zwei oder drei auf die Wunde aufbinden, damit der Gestank hinweggehe. Das Oppodeltoch und außerdem der Balsam nehmen die Fäule auch hinweg.

VI. ACCIDENS
Der sechste Zufall
Zum Blutstillen

Recipe: Terræ ex usnea, Capitis mortui *[Asche von Moos, das auf einem menschlichen Totenschädel gewachsen ist]* 10 Unzen.
Extrahiere oder ziehe heraus das Sal Alkali.
Terræ Sigillatæ *[Heilerde]*,
Boli Armeni *[Tonheilerde/Armenischer, roter Fett-Ton/Bolus rubra]*
gleiche Teile: je 2 Drachmen.

Pulverisiere es, und streue es auf die Wunden, so vergeht das Bluten. Wenn aber das nicht helfen will, daß es gestillt werde, alsdann [nehme]:

Pili Leporis *[Hasenhaare. Wahrscheinlich: die weißen Haare unter dem Schwanz, die Paracelsus in der „Großen Wundarznei", 1. Buch, S. XXXVI, zur Blutstillung vorschreibt.]*,
Diagaganthi *[wahrscheinlich: Traganth]*, ist ein Gummi,
Gummi bdellij *[Bdellium/Weinpalmenharz]* jeweils gleiche Teile.

---

85 Peter (Petrus) d'Argillatus von Bologna († 1423), Verfasser medizinischer Werke.
86 Lanfrancus Mediolanensis (1246 - nach 1306), Verfasser chirurgischer Werke.

Daraus mache ein Pulver.

Außerdem [helfen] Schweinekot und das Blut, das [aus der Wunde] herausläuft. Koche es untereinander, und mache einen Umschlag auf die Wunde. Andere hängen die Hoden in kaltes Wasser. Andere binden die Finger und Zehen mit Nesteln. Andere fahren mit glühenden Eisen in die Wunde. Das soll sie verstopfen. Aber das macht ein koaguliertes oder geronnenes Blut, denn dasselbige Blut verstellt sich an einem anderen Ort im Leib. Darum soll ein Trank gegeben werden, welcher das Blut austreibt, der dann droben beschrieben ist.

Andere legen oder streuen Kalk in die Wunden, weichen ihn erstlich in Wasser, und danach dörren sie ihn an der Sonne. Danach streuen sie das Pulver auf die Wunden. Wenn einer Blut ausspeit und [es] sticht ihm die Seite und der Odem wird ihm kurz, alsdann ist das Blut nicht vollkommen gestillt. Dann:

Recipe: Liquoris arboris ex mari, das sind rote Korallen *[rote Korallen, wahrscheinlich spagyrisch aufbereitet]* eine halbe Unze,
De gemma Chrysol. *[Chrysolith, wahrscheinlich spagyrisch aufbereitet]*,
3 Drachmen.
Mache davon einen Trank, [der] ist zum Blutstillen am besten.

Segen zum Blutstillen, vornehmlich in den Kopfadern

So sollst du ihm an die Stirn ein Kreuz machen mit dem Blut und schreiben: *CONSUMMATUM EST*. Und [das] dreimal gesprochen.

Außerdem: ein anderes: *S. S. S.* Etliche Weiber stillen die Menstruation und [den] Durchfluß auf diese Weise. Außerdem: ein anderes: *R O S*.

[Es] ist am besten, wenn es genug geblutet hat und nicht eher. Das heißt, wenn der Patient im Antlitz weiß ist, so soll man kommen mit dem Blutstillen. Außerdem: Es soll kein Weib vorhanden oder dabei sein, wenn es gestillt wird. Etliche brennen einen Totenkopf und streuen das Pulver auf die Wunde. Das soll das Blut stillen.

VII. ACCIDENS
Der siebte Zufall

Der siebte Zufall ist das Schwinden einer Wunde. Alsdann:

Recipe: Liquoris de botin destillati *[destilliertes Lärchenharz, das zu bestimmten astrologischen Konstellationen gesammelt wurde]* 6 Unzen,
Liquoris ex lateribus *[Ziegelöl]* eine halbe Unze,
Pinguedinis Vulpis *[Fuchsschmalz]*,
Taxi *[Eibe, evtl. das Harz]* gleiche Teile: je 6 Unzen.

Mache daraus eine Salbe. Man soll kein Wachs dazu tun. Außerdem Schwebtücher [87]. Diese Salbe ist ein Geheimnis in der Schwindsucht der Wunden.

Recipe: Nesseln, und damit haue das Glied, das da schwindet, etliche Tage nacheinander.

NOTELA

Merke, lieber Leser, hier hat der undankbare, teuflische Schüler aus verfluchter Unart seines teuflischen Herzens abermals einen ganzen Paragraphen von dem Seinen hinzugeschmiert, wovon mein Exemplar kein Wort weiß oder hat. Nämlich diese nachfolgenden Worte: *„Nesseln drei Mal in Weihwasser und in Nomine P. F. S. S. überlegen und von ersten Beten IX Pater Noster. Altera die 8. dein altera 7. quousque veniat ad unum diem. Et sic abit Schwindsucht in der Wunde.“* Nun siehe diesen teuflischen Falsch an, den der undankbare Geselle hier an Theophrastus beweist. Ich sage dir in der lauteren Wahrheit, daß Theophrastus solches nie geschrieben oder verordnet hat, so viele Vaterunser abergläubischer, papistischer Weise zu beten, sondern ein andächtiges Vaterunser vom Grund des Herzens gesprochen, (spricht er hin und wieder in seinen theologischen Schriften), ist besser als hundert oder tausend daher ohne Verstand mit dem Maul und Lefzen geplappert, da das Herz nichts drum weiß. Und ist Gott nirgends mit gedient

[87] Armbinden, Wundpflaster, Verbände.

mit solchem langen, vielfältigen Mundgewäsch, [das] sind lauter papistische Traditionen, denen Theophrastus in allen seinen Schriften zuwider ist, wie ich denn, so Gott will, mit der Zeit klar an den Tag bringen will. Dies hab ich dir hier kurz berichten wollen.

IIX. ACCIDENS
Der achte Zufall

Der achte Zufall ist, wenn Würmer in den Wunden wachsen wollen. In den Hundstagen wachsen sie gerne. Alsdann:

Recipe: Folior. Hypericonis *[Johanniskrautblätter]*,
Centaureæ *[Tausendgüldenkraut]*,
Agarici *[wahrscheinlich: Lärchenschwamm/Polyporus officinalis F.]*
jeweils gleiche Teile: so viel wie vonnöten ist.

Das lege über die Wunde. Wenn du willst, so brauche auch das Oppodeltoch. Es vertreibt die Würmer.

IX. ACCIDENS
Der neunte Zufall

Membrum anodynum, das ist, wenn ein Glied unempfindlich erschlafft. Wenn die Arznei nicht recht heilt oder wenn viel Fleisch zwischen den Wunden wächst, so sind sie [die Glieder] unempfindlich und erschlaffen. Hier soll man ihn [den Patienten] ins Bad führen, das nützt wohl. Ins Blumers Bad[88] ziehen, als zum Exempel, welches warm ist, so tut es trefflich wohl. Aber es soll mit diesen nachfolgenden [Dingen] gestärkt werden:

R. Calcis vivæ fertone *[starker, ungelöschter Kalk]* 1 Vierling,
Sulphuris vivi. *[Schwefel]* ein halbes Pfund,
Flamulæ. *[Brennender Hahnenfuß[89]]* 2 Pfund.[90]

---

[88] Wahrscheinlich: Bad Plumbers oder Bad Blumau (Steiermark).

[89] Mit „flammulae“ könnte auch Clematis recta/Brennkraut gemeint sein. Diese Zuordnung ist im gesamten Text jedoch sehr unwahrscheinlich.

Mache daraus ein Wasser zum Bade. Lasse es sieden miteinander, so schlägt er aus[91], das ist gar heilsam. Er soll wohl ausschlagen und sich wiederum in ein warmes Wasser setzen, danach abtrocknen. Danach drüber her [reiben] mit diesem folgenden Unguent oder Salbe:

Rec. De piperibus *[Pfeffer, wahrscheinlich als Öl]* 2 Unzen,
Pingued: Castorei *[Bibergeil]* eine halbe Unze,
Melonum *[Hier ist keine Melone gemeint, sondern Meloes = blasenziehende Käfer/Pflasterkäfer. Bei Huser, S. 560, findet sich auch folgerichtig: „meloum".]*
1,5 Unzen.
Mache eine Salbe daraus.

Jeden Morgen allemal mit Gewalt [kräftig] einreiben und gute Aufmerkung haben und mit Gewalt daran [am empfindungslosen Glied] sein, einen Tag oder sechs. Danach empfinden sie [die Patienten], daß sie es beißt. Mit Nesseln das unempfindliche Glied streichen oder schlichten, wie etliche Ärzte wollen, soll und taugt nichts. Mit starkem Branntwein soll man es einen Tag oder acht salben und an der Wärme wohl reiben. Das ist die letzte Kur und Arznei.

X. ACCIDENS
Der zehnte Zufall

Der zehnte Zufall ist der Schwamm[92], denn bisweilen nach ein, zwei oder vier Jahren wächst der Schwamm. Man nennt es Moder. Bisweilen sind die Schwämme eines Zentners schwer, sonderlich in den Gelenkwunden. Die kommen auch durch Vernachlässigung der Ärzte und werden unempfindlich und faul. Und vom Gestank, da sterben sie [die Patienten]. Etliche schlagen sie auf, und es gibt kohlschwarzes Blut. Nach fünf Tagen kommen

---

[90] Bei Huser, S. 560, findet sich zusätzlich ein Rezept für ein Bad, das man aus „1 Pfund Sulphuris viv. *[Schwefel]* und 1 Vierling Aluminis" *[Alaun]* bereitet. Eine Variante dieses Rezepts steht auf S.466 (a.a.O), wo zusätzlich Vitriol *[Eisen- oder Kupfersulfat, ohne Mengenangabe]* zugesetzt wird.
[91] Das heißt: Die Haut wird gereizt, bis eine Rötung oder ein Ausschlag entsteht.
[92] Schwappende Geschwulst oder tuberkulöse Gelenkentzündung.

die Schwämme wieder. Ätzen taugt nicht in dieser Krankheit, denn sie sterben davon.

Die Ursache ist, weil der Schwamm vom ganzen Leib kommt. Behandelt man, so folgt der Arsenik oder sublimiertes Quecksilber und erhitzt den ganzen Leib, oder [man behandelt mit] Auripigment[93]. Ätzen und Schneiden will sich hier nicht leiden, denn die Krankheit kommt doch wieder.

Kur oder Heilung

Vier Finger hinter dem Schwamm soll man aufätzen, wie man es tut bei *Noli me tangere*[94] [mit dem Rezept], dessen Beschreibung [nun] folgt. Dieses macht ein Geschwür:

Rec. Alkali ex Spiritibus urinæ
[kalzinniertes Urinsalz, daraus das Alkali gezogen],
& Fulginis *[kalzinierter Ruß, daraus das Alkali gezogen]*
gleiche Teile: je eine halbe Unze,
Salis fusi *[geflossenes, spagyrisch aufbereitetes Salz]* 1 Drachme,
Olei communis *[gemeines Öl]* so viel wie vonnöten ist.

Daraus mache eine Salbe. Darüber gelegt, macht [sie] ein Geschwür. Danach schlage etwas Anziehendes darum, wie eine ausgezogene Mistel vom Botin[95] oder aus einem Tannenzapfen. Morgens und abends sollst du diesen Umschlag erneuern. Und der Schwamm [be-]gibt sich zur Fäule. Jene, die Schwämme haben, die leben nicht lang.

Ein anderes

Wenn man sieht, daß es weiter wachsen will, so soll die Wunde zu einem Geschwür gebracht werden:

---

93 Gelbe Arsenblende.

94 Krebs.

95 Lärche.

Rec. Olei laterini *[Ziegelöl]* eine halbe Unze,
Petrolei *[Steinöl]* 2 Unzen,
Galli præparati *[Unklar. Es könnten weiterverarbeitete Galläpfel gemeint sein. Bei Huser, S. 560, findet sich indes: „Galbani praeparati", also präpariertes Galbanumharz. Diese Zuschreibung ist durchaus wahrscheinlich.[96]]*
1 Unze.

Destilliere davon einen Saft. Schmiere damit, so geht es hinweg. Wenn es [wieder] wächst, so brauche es wieder.

XI. ACCIDENS
Der elfte Zufall

Der elfte Zufall ist das Gliedwasser. Wenn es kommt mit Streichen[97], so hat es seine besondere Kur. Wenn es aber aus Unerfahrenheit des Arztes entsteht, so gibt es ein solches Zeichen: Es gibt [erst] ein lauteres Wasser oder Schleim. Danach kommt das Gliedwasser. Wenn das Gliedwasser mit dem Streich kommt, so ist das Mehl von verbranntem oder frischem Brot die beste Arznei im Gliedwasser. Das Oppodeltoch nimmt es auch hinweg. Wo es aber aus Unerfahrenheit oder Unverstand des Arztes kommt, so hilft das Mehl vom Brot nichts. Oppodeltoch ist wohl dienlich, aber es gibt auch andere Arzneien:

Rec. Ostreorum *[Mittelteil der Austernschale]* 1 Unze,
Cranei adusti, das ist gebrannter Totenkopf,
Ossis Sepiæ *[Sepiaschale]*,
gebrannte Hechtgräten gleiche Teile: je 2 Drachmen,
Spodij *[Hirschhorn. Eventuell könnte auch Metallasche gemeint sein.]*,
Terræ sigillatæ *[Heilerde]* gleiche Teile: je 1,5 Drachmen.
Mache es zum Pulver, streue es auf.

[Es] nimmt das Gliedwasser, das aus Unverstand der Ärzte herrührt [fort], wenn Schweinedreck mit dem Blut von der Wunde gekocht und um-

---

96 Aschner, Band 3, S. 545, vermerkt zu der Schreibweise „Gallia": „Vielleicht von Galium= Labkraut". Bei diesem Rezept ist diese Zuordnung jedoch unwahrscheinlich.
97 Wahrscheinlich: Es wurde durch Hiebe verursacht.

geschlagen wird. Es stillen das Gliedwasser desgleichen Schneckenschalen, wie die Scherer [sie zu gebrauchen] pflegen.

XII. ACCIDENS
Der zwölfte Zufall

Der zwölfte Zufall ist der Sack[98]. Sack ist eine Geschwulst, aus des Arztes Unerfahrenheit entstanden. Da schlagen nun etliche drein oder hauen es auf, damit die peccierende[99] Materie herauslaufe, welches doch von einem guten Arzt soll verhütet werden. Wenn die Wunden im Bauch sich sacken, alsdann sackt es sich zum Tode. Wo aber in äußerlichen Gliedern, da wird es durch das Oppodeltoch kuriert von unten herauf. Dann sollst du Bernstein zusetzen, damit es desto besser herausziehe. Wenn aus dem Sack selbst ein Apostem entsteht, dann wird es kuriert mit dem Oppodeltoch, und gebrauche sonst nichts anderes.

XIII. ACCIDENS
Der dreizehnte Zufall

Der dreizehnte Zufall sind Fisteln. Die Fistel entsteht auch aus Unwissenheit des Arztes, wenn die Wunde zugeheilt wird bis auf ein Löchlein, und [sie] ist bisweilen so hoch, daß einer einen ganzen Pfriem hineinstoßen kann, und es läuft morgens und abends Wasser heraus.

Kur oder Heilung

Wenn du es kurieren willst, so spritze beileibe nicht Wasser in die Fisteln, [es sei denn,] du willst erfahren, wie tief sie sei, und dann [tue es] so:

Rec. Agrimoniam *[Odermennigkraut]* und Salz.

---

98 Senkabszeß.

99 Krankmachende Substanz.

Lasse es miteinander aufsieden, und bringe es ihm [dem Patienten] bei durch eine Spritze, und merke alsdann, wenn der Kranke sich beklagt oder wenn sich ein Sack ansetzt und wenn sich Wasser herausläßt. Wenn du weißt, wie hoch oder tief die Fistel sei, so spritze nicht mehr, oder schneide es auch nicht auf, sondern kuriere sie durch das Oppodeltoch.

Mache das Oppodeltoch so

Rec. Vitrioli præparati *[spagyrisch präpariertes Eisen- oder Kupfersulfat. Bei Huser, S. 560, findet sich an dieser Stelle anstatt „Vitriol" allerdings „Lithargyrij praeparati", also spagyrisch aufbereitete Bleiglätte.]*,
Olei myrtillorum *[Vermutlich Myrtenöl/Myrtus communis. Es könnte zwar auch verdickter Saft aus Heidelbeeren/Vaccinium myrtillus oder ein Destillat daraus gemeint sein, diese Zuordnung ist aufgrund der pharmakologischen Eigenschaften jedoch eher unwahrscheinlich. Figulus versteht bei der Beschreibung des „16. Zufalls" ebenfalls „Myrte". Siehe Fußnote 102.]* gleiche Teile: jeweils ein halbes Pfund,
Ceræ Virgineæ des ersten Laufs vom Wachs *[frisches Bienenwachs/Jungfernwachs]* 1 Pfund.
Mache ein Cerotum oder Pflaster mit dem Nachfolgenden:

Rec. Liquoris Aristoloch. rotundæ *[Saft der Rundblättrigen Osterluzei]*,
Carabes *[Bernstein, evtl. das Öl]*,
Masticis *[Mastix, evtl. das Öl]* gleiche Teile: je 1 Vierling.

Mache ein Pflaster, und lege es darüber, und grabe nicht drinnen. Brauche es abends und morgens. Von unten herauf soll man die Fisteln heilen. Etliche machen einen Graben mit Eisendraht und schneiden es auf. Danach heilen sie es.

XIV. ACCIDENS
Der vierzehnte Zufall

Der vierzehnte Zufall sind Löcher. Löcher sind gar gefährlich in der Wunde.

Kur oder Heilung

Rec. Liquor. de melle *[flüssiger, evtl. destillierter Honig]* 1 Pfund,
Succi brassatellae *[Natterzungensaft]* 2 Pfund.
Siede es ein, bis es honigdick wird mit diesem Zusatz:
Rec. Salis fusi *[geflossenes, spagyrisch aufbereitetes Salz]* eine halbe Unze,
Mumiae selectæ *[erlesene Mumie]* 1 Unze,
Aloepatici *[Aloe hepatica]* 2 Unzen.
Mache daraus eine Mixtur. Man soll es [das Loch] säubern und diese Arznei darüber legen.

XV. ACCIDENS
Der fünfzehnte Zufall

Der fünfzehnte Zufall ist das Zittern in den Wunden. Es kommt aus Unerfahrenheit des Arztes oder Meisters. Wenn es in der Geschwulst tobt, so kommt es daher und soll kuriert werden durch wärmende und durchdringende Sachen wie mit Ingwer und Pfeffer.

Beschreibung der Kur

Rec. Olei Hypericonis *[Johanniskrautöl]* 6 Unzen,
Piperis utriusque *[ein Gemisch aus zwei Pfeffersorten, beispielsweise schwarzer und langer Pfeffer]*,
Cardamomi *[Kardamom]*,
Cubebarum *[Kubebenpfeffer]* gleiche Teile: je eine halbe Unze,
Castorei *[Bibergeil]* 1 Unze,
Anacard: *[Malakkanuß/Frucht des Elefentenlausbaumes]* 6 Drachmen.

Mache es zu einer Salbe, und schmiere ihn [den Patienten] damit abends und morgens, sechs Wochen lang.

Eine andere

Rec. Alcool vini *[Weingeist oder „philosophischer Weingeist"]* 1 Pfund,
Succi flammulæ *[Saft vom Brennenden Hahnenfuß]*,
Urticæ *[Brennessel, evtl. der Saft]*,
Anacard. *[Malakkanuß/Frucht des Elefentenlausbaumes]*
gleiche Teile: je 2 Unzen,
Aquar. Lavendulæ *[destilliertes Lavendelwasser]*.
[Bei Huser, S. 561, enthält das Rezept noch zusätzlich Majoranwasser in gleichen Gewichtsteilen wie das Lavendelwasser, nämlich 1,5 Unzen.]
Mische es durcheinander, und salbe ihn. Damit vergeht das Zittern.

XVI. ACCIDENS
Der sechzehnte Zufall

Der sechzehnte Zufall ist Pruritus[100], ehe es [die Wunde] geheilt ist. Das sind Seuerlein[101], Blätterlein, Räude und Krätze. Und das ist ein Zeichen, wenn die Wunde nicht wohl gesäubert wurde. An demselben Glied, da einer den Schaden oder die Wunde hat, verwerfe ich nicht das Baden. Salbe ihm mit Myrtenöl[102] die Knoten oder mit Vitriolöl[103]. Das zieht den Wust [Unflat] heraus wie Schuppen, und [das] ist die höchste Medizin oder Arznei.

Ein einfaches Rezept

Rec. Radic: Pæoniæ *[Wenn dies Schreibweise stimmen sollte, würde es ich um Pfingstrosenwurzel handeln. Bei Huser, S. 561, findet sich allerdings „Prionia". Dann wäre Bryonia/Zaunrübe gemeint. Da diese auch später im vorliegenden Rezept erwähnt wird, ist diese Zuschreibung mit Sicherheit die korrekte.]* 1 Pfund,
Gentianæ *[Enzian]* ein halbes Pfund,
Sulphuris vivi *[Schwefel]* 10 Unzen.

---

100 Juckreiz.

101 Hitzblattern/Eiterblattern.

102 Bei Huser, S. 467 und S. 561 findet sich übereinstimmend „oleo(m) myrtillorum" an dieser Stelle. Daß Figulus es hier im Text mit „Myrtenöl" gleichsetzt, macht es sehr wahrscheinlich, daß damit im gesamten Buch „Myrte" und nicht „Heidelbeere" gemeint ist.

103 Verdünnte Schwefelsäure.

Mache eine Salbe daraus mit Acuina [Schmalz/Fett]. Schmiere damit den Patienten. Schmerwurz [Zaunrübe] ist eine Mutter [der] Mandragoræ [Alraune].

XVII. ACCIDENS
Der siebenzehnte Zufall

Der siebzehnte Zufall ist die Krümmung oder Lähmung der Wunden. *Contractura vulnera* oder Krümmung eines Glieds kommt aus Unerfahrenheit des Arztes, und das geschieht in den Gelenken, daß sie starr werden.

KUR *oder Heilung*

Wenn es vom Krampf herkäme, so sollst du es weich machen oder lindern, danach mit der Hand zurechtbringen.

Und dies ist die Linderung

Rec. Pinguedinis vulpis *[Fuchsschmalz]*,
Taxi *[Eibe, evtl. das Harz]* gleiche Teile: je ein halbes Pfund,
Cati Sylvestris *[Wildkatzenfett]*,
Canis *[Hundefett]* gleiche Teile: je 1 Vierling.

Vermische es untereinander wie eine Salbe. Damit die Ellbogen oder Knie gesalbt, eine Woche oder drei.

Eine andere und bessere

Rec. Medullæ ossium *[Knochenmark, wahrscheinlich vom Menschen]*,
& arvinæ homin. Menschenschmalz, (bei den Henkern und Hodenschneidern zu bekommen),
Pingued. cati Sylvestris *[Wildkatzenfett]* gleiche Teile: je ein halbes Pfund,
Terpentinæ destillatæ *[Terpentin/ destilliertes Lärchenharz]*,
Olei laterini *[Ziegelöl]* gleiche Teile: je 4 Unzen.

Mache daraus eine Salbe, und diese ist besser als die vorige. Baden zwei oder drei Wochen mit Malva[104] und Bismalva[105], und Altea[106], [dann] dem Glied aufgelegt. Danach setze es in ein Instrument, und brich das Glied. [Du] sollst ihm ein Knie binden, auf der Bank sitzend, und ausstreckend und [ihn] wohl salben und baden und letztlich nach der Zurechtbringung der Glieder dieses Confortativ[107] gebrauchen:

Eine stärkende Salbe
Confortativum unguentum

Rec. Olei de mastich *[Mastixöl]* 4 Unzen,
Olei ranar. *[Öl aus Fröschen oder Froschlaich]* 10 Unzen,
Pinguedi: vulpis *[Fuchsschmalz]* ein halbes Pfund.

Mache eine Salbe. Danach die [Patienten] salben und baden, und brauche danach die Rektifizierung[108]. Dieses stärkt die matten und schwachen Glieder.

Ein anderes Confortativ

Rec. Liquor. de mastich *[Mastixöl]* eine halbe Unze,
Dialtheæ *[Wahrscheinlich eine fertige Eibischsalbe aus der Apotheke. Sie wurde hergestellt aus Eibischwurzel, Bockshornklee, Leinsamen, Meerzwiebel, Wasser, Olivenöl, Wachs, Borax, Terpentin, Galbanum, Efeuharz, Kolophonium und griechischem Pech.]* 3 Unzen,
Olei de Pipere *[Pfefferöl]* 1 Unze.
Mache daraus eine Salbe.

---

104 Wilde Malve.
105 Eibisch.
106 Ebenfalls Eibisch.
107 Stärkungsmittel.
108 Reinigung.

XVIII. ACCIDENS
Der achtzehnte Zufall

Der achtzehnte Zufall ist der Schlag[-anfall] in der Wunde, das ist Paralysis. Der Schlag geschieht oft, daß der Verwundete weder hört noch sieht, und das Glied wird unempfindlich. Und es kommt daher, wenn die Arzneien allzu sehr wachmachen, und wenn es sehr eitert, dann kommt Paralysis oder der Schlag. Durchdringende Sachen kühlen die Adern, und die Paralysis kommt gern darauf. Die Kur ist, daß man ein Trünklein, welches bis in das Innere hineindringe oder gehe, [verabreicht]:

Rezept des Tranks zu den schlagsüchtigen Gliedern aus den Wunden

Rec. Flor. Lavendulæ *[Lavendelblüten]* 1 Pfund,
Alcool vini *[Weingeist oder „philosophischer Weingeist"]* ein halbes Pfund.

Lasse es putrefizieren[109] im Roßmist, vierzehn Tage. (Der Mist ist am besten zu aller Putrefaktion.) Destilliere es danach. Nach der Destillation mische dazu Lavendel, und setze es wiederum in Roßmist, sechs Tage lang. Destilliere es wiederum, und gib dem Patienten alle Tage fünf Unzen. Du magst es auch äußerlich gebrauchen. NB. Die Medizin, welche innerlich nicht eingenommen werden kann beim Schlag der Wunde, dieselbe taugt auch nicht, von außen zu gebrauchen.

Ein anderes Rezept

Rec. Flor. Lavendulæ *[Lavendelblüten]*,
Anthos *[Rosmarin, evtl. die Blüten]*,
Macis *[Muskatblüte]* gleiche Teile: je 3 Unzen,
Florum de Spicula *[Blüten von Speik/Valeriana celtica oder Spick/Lavendula spica. Eventuell denkbar, wenn auch unwahrscheinlich: Blüten von Grasähren.]*,
Cubebarum *[Kubebenpfeffer]* gleiche Teile: je 6 Unzen.

---

[109] Faulen/mazerieren.

Nimm dasselbige, und putrefiziere es acht Tage lang ohne andere Zusätze, und destilliere es danach. Dosis: Das ist, wieviel du dem Patienten auf einmal geben sollst, soll sein fünf Unzen. Die Fäulnis oder Putrefizierung im Roßmist ist die allerbeste unter allen Putrefizierungen, auch [besser als] diejenigen, die an der Sonne geschehen, denn der Mist hat ein sonderliches Arkanum in sich.

Ein Rezept von außen zu gebrauchen, nämlich im Winter, wenn du das obige nicht haben kannst

Rec. Mellis destillati cum granis Juniperi
[mit Wacholderbeeren destillierter Honig],
Terpentinæ destillatæ *[Terpentin/destilliertes Lärchenharz]* 6 Unzen,
Galbani *[Galbanum]* 7 Drachmen.

Destilliere es durch einen Alembik[110]. Morgens und abends salbe ihn [den Patienten] über einer Kohlenglut. [Das] ist trefflich gut, wenn es destilliert ist, beim Schlag des Verwundeten.

XIX. ACCIDENS
Der neunzehnte Zufall

Der neunzehnte Zufall ist die hinfallende Krankheit, auch bei Kopfwunden, so kommt *Sankt Veltins Siechtag*[111], die hinfallende Krankheit, und [sie] fallen sieben Mal [an] einem Tag. Wenn es nicht verhütet wird, so muß er [der Patient] es sein Leben lang haben.

KUR oder Heilung

Man soll eine Stunde vor dem Paroxysmus[112] oder Hinfallen oder währenddessen eine Arznei anwenden. Im Paroxysmus kann man ihnen die Zähne auftun und [die Arznei] hineinschütten.

---

110 Destillierhelm.
111 Epilepsie.
112 Die größte Verschlimmerung eines krankhaften Zustandes. Hier im Sinne von „Anfall" gebraucht.

Ein Rezept

Rec. Liquoris Vitrioli *[schwache Schwefelsäure oder anderweitig spagyrisch aufbereitetes Eisen- oder Kupfersulfat, evtl. mit Hilfe des „philosophischen Weingeistes"]*,
Liquoris Basiliconis *[Basilikumsaft]*,
Liquoris Pæoniæ *[Pfingstrosensaft]*,
Liquoris Camphoræ *[Kampferöl oder -geist]* gleiche Teile: je 1 Unze.

Mische es untereinander. Gib ihm auf einmal zwei Skrupel, bis zu drei oder vier. An Kopfwunden, wenn das Hirn verletzt wird, so wird er [der Patient] schwach und schäumend [am Mund]. Ein Arzt soll mit mehreren Arzneien versehen oder gefaßt sein und abwechseln, wenn eine Arznei nicht helfe, daß eine andere zu Hilfe komme. Wenn es nicht will unter dem Pflaster hinweggehen, so soll der Trank gegeben werden. Wenn es nicht will hinweggehen, mache ein silbernes Röhrlein. Unten und oben soll es gefalzt sein, und mit dem Oppodeldoch [soll man] zuheilen. Und [die Patienten sollen] Schleplein[113] oder Schleiflein haben, daß sie nicht verletzt werden und nicht hinfallen. Und sonst am Tage [soll man] ihnen ein Blechlein bereiten, daß ihnen nichts geschehe vom Fallen oder sonst andere Sachen. Und das Blechlein soll nicht verschlossen werden, sonst käme der hinfallende Siechtag wiederum. Wenn man die Patienten salbt an der Nucha[114] während des Paroxysmus, daß sie fallen wollen, so soll es geschehen mit so viel Salbe wie eine Erbse groß [ist].

Die Beschreibung des Balsams,
am Nacken zu gebrauchen

Rec. Galbani *[Galbanum]* 3 Unzen,
Gummi, (s. hederæ) Helenij *[Efeuharz]* gleiche Teile: je 3 Unzen,
Terpentinæ destillatæ *[Terpentin/destilliertes Lärchenharz]* 15 Unzen.

Destilliere davon einen Balsam. Efeu oder Hedera wächst an Bäumen und Mauern. Hederum wächst an der Erde und hat seine Wurzeln aus dem

113 Kopfhauben.
114 Genick/Nacken, Rückgrat.

Wasser. Im Genick oder Hinterteil des Hauptes salbe den Patienten. Nimm so viel wie einer Erbse groß.

XX. ACCIDENS
Der zwanzigste Zufall

Der zwanzigste Zufall ist faules Fleisch. Faules Fleisch oder geiles Fleisch wächst in den Wunden. Es blutet gerne, wenn man es anrührt [und] wächst nicht gleich zu. Die Scherer ätzen es hinweg mit Alaun, der mit Essig ausgelöscht [wurde], andere mit Salmiak. Das Ziegelöl nimmt am besten weg solches Fleisch. [Es] verzehrt alles, was die Natur nicht gebiert und nimmt es mit Gewalt hinweg ohne Beißen [und] ohne Ätzen in den Augen. Es ist das allerschärfste Korrosiv, das Ziegelöl.

Ein anderes, das Fleisch wegnimmt

Rec. Granorum Juniperi *[Wacholderbeeren]* ein halbes Pfund,
Olei myrtillorum *[Vermutlich Myrtenöl/Myrtus communis. Es könnte zwar auch verdickter Saft aus Heidelbeeren/Vaccinium myrtillus oder ein Destillat daraus gemeint sein, diese Zuordnung ist aufgrund der pharmakologischen Eigenschaften jedoch eher unwahrscheinlich. Figulus versteht bei der Beschreibung des „16. Zufalls" ebenfalls „Myrte". Siehe Fußnote 102.]*,
Olei lini *[Leinöl]* gleiche Teile: je 4 Unzen. Destilliere es durch einen Alembik. Dieses Öl nimmt es auch stracks hinweg.

Eine vorbeugende Arznei, damit die Zufälle nicht zuschlagen

Wenn du den Balsam oder das Oppodeltoch nicht haben kannst, so ist das [folgende Rezept] eine vorbeugende Arznei, damit nicht dergleichen etwa zuschlage:

Rec. Liquoris de floribus Hypericonis *[Johanniskrautblütensaft oder -öl]*,
Brunellae *[Braunelle. Bei Huser, S. 562, findet sich allerdings „Prunellae". Dann wären evtl. Pflaumen gemeint. Im Zusammenhang mit diesem Rezept ist das jedoch kaum wahrscheinlich.]* gleiche Teile: je 1 Unze,
Lacc & lacca *[Schellack, rot und weiß]* gleiche Teile: je 1 Unze.
Mische es untereinander.

Wenn man nichts anderes hätte, so soll man erstlich die Wunden anschmieren zwei oder drei Mal mit diesem, so kommen keine anderen Zufälle dazu. Das Schwert, mit welchem er verwundet wurde, in einen Speck gesteckt. In Salzwasser waschen, [dann] schlägt auch nichts dazu. Wenn die Wunde mit Hirundinariæwasser, das ist Schwalbenwurzwasser, ausgewaschen wird, so verhütet es die Zufälle. Man gebraucht auch gewaschenen Terpentin und das Weiße von Eiern, damit das Fleisch tapfer wachse.

CAPUT. VIII.
Das achte Kapitel
Von Pfeil- Armbrust- und Büchsenschußwunden

Schüsse sind zweierlei: Erstens mit Büchsen[115] geschossen. Dafür ist diese Kur oder Heilung: Erstlich soll man den Brand[116] löschen. Danach den Pfeil oder [die] Kugel ausziehen oder den Büchsenstein. Wenn der Brand nicht genommen wird, dann kommen Geschwulste. Dann nach sieben oder neun Tagen [kommt die] Verzehrung des Marks, danach das teilweise Schwinden, darauf die erste Aufblähung, das heißt, die arsenikalische[117] Geschwulst.

Butter, in heißes Wasser gegossen, bringt wohl Linderung, auch die Arzneien der Scherer. Aber sie kurieren oder heilen nicht. Außerdem: heiße Milch. Außerdem: Speck in warmes Wasser gegossen. Aber es taugt nichts. Das Gliedwasser kommt, wenn die Kugel nicht weg- oder herausgebracht wird. Und es ist keine Ruhe, wenn die Kugel in die Hitze kommt [sich entzündet], [dann] macht sie Eiter und ein Brandgeschwür. Wenn aber ohne Hitze, dann macht sie keinen Eiter, und [sie] kann 20 Jahre in einem bleiben ohne Schmerzen.

Ausziehen ist zweierlei: Eines mit Zangen, und da handelt man übel, und unerfahrene Ärzte pflegen solches zu tun. Darum hüte dich vor ihnen. Wenn die Kugel nicht mag herausgezogen werden, welches geschieht, wenn

---

115 Mit Gewehren.

116 Verbrennung oder Entzündung.

117 Giftige, aus der Signatur des Arsens entstehende Geschwüre.

sie in zwei Röhren[118] ist, da soll man eine andere Wunde machen. Der Magnet und der Bernstein ziehen die Kugeln aus. [Sie] sind anziehender Kraft und Wirkung.

Das erste Rezept bei Brand

Rc. Olei de nucib. dracon: das sind Baumnüsse *[Walnußöl]* 1 Pfund,
De liquorib. Sabinæ *[Sadebaum: Öl oder Harz]* 4 Unzen,
Graffoniæ, (Graffei ist eine Wurzel im Schweizerland.) *[Gemswurz]* 7 Unzen.

Bringe es zu einer [homogenen] Form. Spritze [es in] die Wunde. [Es] löscht den Brand. Durch das Benetzen löscht es.

Eine andere

Rec. Cyclaminis majoris *[Alpenveilchen]* 1,5 Unzen,
Flosculorum, das ist: blaues Kornblümlein,
Nenufarin *[Seerose]* gleiche Teile: je 4 Unzen.

Mache es zu einem Wasser oder Liquorem. Mit diesem Saft soll ein Tüchlein benetzt und übergeschlagen werden. Wenn [eine] Geschwulst vorhanden [ist], soll man sie zuerst abschwellen, danach den Brand löschen mit diesem Wasser.

Ein anderes Rezept

Rec. De liquoribus ex Carabe *[Bernsteinöl]*,
& ex Asphalto, das ist von schwarzem Bernstein *[Erdpechöl, Bitumen]*,
Antimonij *[Antimonsulfid, evtl. spagyrisch aufbereitet]* gleiche Teile: je 2 Unzen.

Mache es zu Pulver. Dann streue es in die Wunde. Lösche den Brand. Je eher, je besser [ist] die Kur oder Heilung, damit er [der Brand] gelegt werde. Denn es wird sonst der Schaden je länger, je ärger, von Stunde zu Stunde.

---

118 Wahrscheinlich: Luft- und Speiseröhre.

Vom Stein auszuziehen

Wenn der Schuß im Kopf [ist], brauche beileibe keine Zangen, sondern schlage das Oppodeltoch darüber. Wenn es aber die Hirnschale trifft, dann brauche Instrumente, die den Stein brechen oder die das Loch weit machen, damit die Kugel möge herauskommen. Danach lege das Oppodeltoch darüber. Lindenblütenwasser ist gut gegen den Brand.

Beschreibung des Oppodeltoch

Rec. De tribus resinis *[Ein Gemisch aus drei Harzen. Hypothetisch denkbar wären in diesem Fall z.B. Opopanax, Bdellium/Weinpalmenharz und Kolophonium]*
7 Drachmen,
Serapini *[Sagapenum]* 4 Unzen,
Olei anethi *[Dillöl]*, so viel man bedarf.

Mache daraus ein Pflaster. Tue es nicht hinweg, bis du den Büchsenstein siehst und den Stein biegen kannst. Wenn es aber am Arm oder an den Füßen [ist], so lege das Oppodeltoch über, und ziehe ihn aus. Hüte dich vor Meißeln. Wenn der Stein in eine Röhre[119] kommt, so ist es alle Arznei vergebens, wenn nicht Charaktere[120] vorhanden und gebraucht werden.

CHARAKTER

GRISCH, RIS, TISCH

Dreimal gesprochen in [die] Schußwunde, nachdem der Büchsenstein herausgebracht ist. [Das] hat eine sonderbare Arznei. Heile es nicht durch das Oppodeltoch in diesem Fall oder Zustand, sondern mit Wasser, in welchem aufgelöstes Meersalz [ist.] [Das] hineingespritzt. Das heilt es. Ein Charakter kuriert und gibt Hilfe dem anderen. Das Eieröl oder Öl von Eidottern gebrannt, heilt auch, wenn es nur allein die Haut berührt hat, das heißt, wenn sie [damit] benetzt ist. Das Oppodeltoch kuriert oder hilft da nicht. Es ist

[119] Wahrscheinlich: Luft- oder Speiseröhre.
[120] Segen oder Amulette.

noch ein anderer Charakter bei Gemächtschüssen. Der vorige Charakter hilft [dabei] nicht, sondern dieser. Sprich darauf diesen Charakter:

Y. P. V. Q.

Dann geht kein Pfeil tiefer. Außerdem auch das zweite Wort: AMO. Das zieht den Pfeil oder Schuß heraus. In [die] Rasteten[121] geschossen, wird ein Mus gemacht von Ungula Caballina, (Pferdehuf. sc.) und übergelegt. [Das] zieht den Büchsenstein heraus.

Treuherzige Vermahnung des Benedikt Figulus an den gutherzigen Leser

Günstiger und vielgeliebter Leser, hier kann ich nicht übergehen, dir wiederum zu berichten von der verfluchten Falschheit und [der] aus eigenem abergläubischen Hirn entsprungenen und beigefügten fälschlichen Addition des treulosen und undankbaren Schülers Theophrasti, wie er sich davor ausgegeben [hat], wer der auch mag gewesen sein, da mein Exemplar als das rechte Original Amerbachs, nicht einen Buchstaben davon hat oder weist. So merke nun die falsche Addition allhier: („*Nach dem Charakter GRIS, RIS, TISCH, dreimal gesprochen im Schuß*"), hat er, als eine arge Schmeißfliege, Theophrastus zum Hohn und Spott oder [um] ihn verdächtig zu machen mit solcherlei Superstitionibus, hinzugeschmissen diese nachfolgenden Worte: („*Deinde orandum tria Pater noster, & Ave Maria, in Honorem Trinichtaris: In honorem Helenæ unum Pater noster: Unum Pater noster pro defunctis.*")

Alsbald hernach setzt er auch hinzu: „*Siede Weihwasser, geweihtes Salz hineingespritzt" etc.* Weiter hat er hinzugeflickt bei Gemächtschüssen: „*non Kurt prior Charakter, sed ille, Tria Pater noster, & Ave Maria in honorem S. Rattæ"*. (Es ist doch kein Teufel in der Hölle, der Ratta heißen soll, will geschweigen, für ein Heiligen diesen zu halten.) Nun wohlan, mein lieber Leser und gutherziger Freund, ist nicht das ein teuflischer Zusatz und Falsch, der hier dem teuren Mann Theophrastus zugelegt und seinen Schriften angeschmiert wird von diesem satanischen, undankbaren Schüler? Der ehrlose und meineidige schlimme Vogel wollte gerne Theophrastum zu einem abergläubischen Christen machen, was er doch nimmermehr gewesen ist, da er ihm andich-

121 Hand-oder Fußriste.

tet so viele *Pater noster* und *Ave Maria* zu sprechen, in dessen oder jener Gedenken und auch für die Verstorbenen, was Theophrastus nie gelehrt oder befohlen [hat], sondern seine theologischen Schriften, die weisen viel ein anderes aus, die mir wohl bekannt [sind]. Die ganze Bibel [hat] er darin kommentiert, da spricht er mit einem andächtigen Vaterunser auf. Ja, ein andächtiges und aus gläubigem Herzen gesprochenes Vaterunser ist viel kräftiger als hundert oder tausend nacheinander in der Zahl abergläubischerweise gesprochene, die da nur auf der Zunge und Lippe gewachsen [sind], und das Herz im Grund und der Wahrheit nichts davon weiß. Gott will im Geist und in der Wahrheit angerufen sein und achtet nicht großes und vielfältiges Mundgeschwätz der falschen Maulchristen. Siehe nun, lieber Leser, mit diesen abergläubischen Sachen und hinzugetitelten falschen Zusätzen sind fast alle magischen Bücher von satanischen Schülern beschmissen worden, welche die wahre natürliche Magie behandeln und aus dem wahren Licht der Natur von alten Sophis, Magis und Philosophis herfließend uns hinterlassen wurden, daß man letztlich alles für Nigromantiam ausgerufen [hat], wie auch noch zu dieser unserer Zeit von den unverständigen, vermeintlichen, naseweisen, gelehrten Pseudophilosophis & -theologis literalibus geschieht und man solche Calumnias hören muß, da man gar keinen Unterschied zwischen *magiam naturalem* und Nigromantiam zu halten weiß oder halten will.

Daß aber Theophrastus hin und wieder auch in seiner *Großen* sowohl als allhier in dieser *Kleinen Wundarznei* etliche solche Charaktere gesetzt hat, solches [hat] er aus Erfahrenheit getan und von anderen in seinen vielfältigen Reisen gesehen und [für] just befunden. [Er] hat es deswegen ohne allen Aberglauben auch gesetzt und beschrieben. Wem es nun nicht gefällt, der lasse es fahren, er zwingt keinen dazu, daß er es brauchen soll. Zudem haben solche magische Charaktere wegen der Influenz aus der uralten Kunst herrührend oftmals ihre schnelle Hilfe und Wirkung, die wir nicht verstehen oder wissen können. Wollest demnach hier mit deinem unzeitigen und allzu frühen Urteil in diesen Sachen innehalten und bedenken: *Ne sutor ultra crepidam*, und diese Charaktere also in ihrem Wert passieren lassen, die Theophrastus aus großer, mächtiger Wissenschaft in [der] Magie gewiß und bewährt gefunden [hat], und sei unparteiisch, und lasse dir dieses mein Exemplar, welches ich jetzt in Druck verordnet und von vielen hundert Irrtümern gereinigt [habe], vor anderen befohlen sein, und lasse Theophrastum Theophrastum bleiben, der nicht Lügen, sondern die lautere, unüberwindliche Wahrheit in seinen Büchern beschrieben, verteidigt und an [den] Tag gegeben [hat]. Weitläufiger hiervon zu reden wird sich, will's Gott, in Publizierung anderer seiner Schriften, mir eine fügliche Occasion und Gelegenheit zu Händen kommen. Nimm indessen für gut mit meiner treuherzigen Vermahnung und Warnung, und liebe die Wahrheit und den rechten einigen Grund in allen Dingen, so wirst du zum glücklichen und gewünschten Ende auch in der Chirurgie oder Wundarznei und allen anderen Wissenschaften und Fakultäten mehr mit hohem Lob und Frommen deines Mitmenschen kommen und gelangen. Vale.

Armbrustschüsse

Steine mit Armbrüsten [geschossen], kommen selten tief in den Leib, sondern beschädigen alleine die Haut. Brauche nichts anderes dazu. Wenn er aber [doch] hineingeht, so heile es durch das Oppodeltoch. Die Soldaten und Krieger legen in die Büchsen hinein Pfeile. [Die] sind zweierlei. Einer [ist der] Hakenpfeil[122], der andere ein Pfeil, den man zum Ziel [Zielscheibe] schießt. Den Pfeil auszuziehen sagen etliche, es sei tödlich, wenn er die vornehmsten Glieder oder Orte am Leib berührt, oder das geronnene Blut macht den Tetanus oder Krampf.

Mit gespannten Schenkeln oder Armen geschossen, ist [es] tödlich, wenn er [der Pfeil] ausgezogen wird; wo nicht, so ist es nicht tödlich. Den Puls soll man greifen, wenn einer ist angeschossen worden. Wenn der Puls stillsteht in der fünften Minute, so ist es tödlich. Man soll den Puls nicht an der Hand greifen, sondern am Hals um das Kröpflein[123].

Da er auch, nachdem er ist beschädigt [getroffen] worden, weiß ist durch den ganzen Leib und in dem zarten Angesicht, das ist, um die Augen [herum]; wenn er um die Augen blau ist und ihm Wasser aus der Nase fließt und der Puls ihm steht, so ist es tödlich. In 25 oder 19 Stunden wirst du danach sehen, daß er sterben wird.

---

122 Pfeil mit Widerhaken.

123 Kehlkopf.

Der Streich [Treffer] ist das Größte [Gefährlichste]. Wenn danach etwas begegnet [eine Komplikation], so geschieht es aus Unerfahrenheit des Arztes. Wenn er am Haupt verletzt ist und nicht tödliche Zeichen vorhanden sind, wie Tenellæ[124] an der Nase etc., alsdann steht es noch wohl. Wenn er aber verletzt wird, daß er die Redenden nicht hören kann, so ist es eine schwierige oder böse Kur oder Heilung. Wenn er in Nucha, das ist im Genick, beschädigt ist, so ist es ein Zeichen [dafür], daß einer gern erlahmt, wo er nicht mit dem Balsam kuriert würde oder [mit] Wundsegen.

Wenn einer beschädigt wird am Armfleisch oder [am] Bein, so ist es nicht tödlich. Wenn ein Übel [eine Komplikation] dazu schlägt, so ist es des unerfahrenen Arztes Schuld. Wenn er an den Füßen den Schaden empfängt, so gilt das gleiche. Wenn der Bauch verletzt wird, so ist es ebenso wie mit den Wunden. Die Hakenpfeile haben diese Besonderheit, daß sie nicht leicht mögen herausgezogen werden.

Kur oder Heilung

Zum ersten sollst du ihn [den Pfeil] ausziehen, ohne Schaden oder Nachteil des Leibes. Danach soll man die Wunde zuheilen ohne Eiter. Danach, wenn es geschwollen ist, so sollst du es abschwellen. Wenn der Pfeil nicht ganz mag herausgezogen werden, also wenn das Eisen im Knochen stecken bliebe und [nur] das Holz herausginge, so ist es am ärgsten. Wenn aber der Pfeil nicht möchte herausgezogen werden aus der Haut, so schlage dieses Pflaster drei Tage lang um, und es zieht ihn heraus:

Ziehe den Saft aus Serpentina oder Natterwurz, und koche ihn mit Kolophonium zu einem Pflaster. Das zieht den Pfeil aus. Wenn es aber das nicht tut, so mag weiter keine Arznei mehr helfen. Diese Charaktere sprich' darauf: *Y. P. V. Q.* Dann geht kein Pfeil tiefer. Außerdem der zweite Charakter, *A M O*, hilft auch allhier.

---

124 Wahrscheinlich: Verfärbungen in den Regionen des Gesichts mit dünner Haut. Bei Huser, S. 563, findet sich: „Zemella id est die Ader umb Aug ein Blauen Strimen gibt."

Adhortation oder Memorial B. Figuli

Vielgeliebter Leser, hier finde ich wiederum den teuflischen, verfluchten Zusatz und hinzugeflickten, abergläubischen Falsch des „ehrbaren", ja vielmehr des undankbaren Schülers Paracelsi, da mein Exemplar gar nichts davon hat. Mich nimmt nur groß Wunder, solches Lumpenwerk in offenem Druck dem teuren Mann Theophrastus, unserem Præceptori, zuzuschreiben. NB. Da hat er hinzugeschmiert als ein teuflischer Sudler und Hudler aus seinem verfluchten Narrenkopf: *„Lasse drei Messen lesen allen gläubigen Seelen: In tertio Sacro exit der Pfeil."*

Daß du verflucht seiest im Abgrund der Hölle mit deinem abergläubischen Messelesen, wohin du auch billig gehörst mit allen deinen erdichteten Menschensätzen, von Christo selbst verflucht und verworfen! Was Theophrastus von der Messe gehalten oder geschrieben [hat], will ich dir, will es Gott, in Kürze publizieren und eröffnen aus seiner theologischen Schatzkammer, seinen teuren und dermaßen auf dem einigen Felsen Christi gegründeten Schriften, daß sie keine höllische Pforten in aller Ewigkeit mögen umstoßen, ob sie wohl der gottlosen, blinden und von falschen Propheten verführten Welt und ihrem Kopf und Kropf nicht schmecken oder genehm bisher gewesen [sind] und deswegen aus teuflischem, satanischem Antrieb bis auf diese Zeit unterdrückt und gedämpft wurden. Aber es ist nun bald an der Zeit, daß die himmlische Wahrheit und das Licht des Heiligen Geistes heller als [es] vorher nie gewesen [ist], angezündet werden muß, durch die letzten Propheten und Männer Gottes, Elias Artista und Henoch, Teophrastæos illos, von denen Theophrastus hin und wieder an vielen Stellen prophezeit wie auch Frater Basilius Valentinus, Alexander von Suchten und andere mehr. Lese hiervon [die] *Apokalypse Johannis*, XI. Kapitel, was allda der Geist Gottes geweissagt [hat], das muß vollendet werden. Hiermit Gott befohlen.

[Es] folgt weiter auf den vorigen Text

So soll man es nun kurieren, auch durch das Oppodeltoch, nach Ausziehung des Pfeils. Das Pflaster aus Kolophonium brauche zu den Wunden, welche nach dem Ausziehen des Pfeils bleiben. Und [außerdem]:

Rec. Mumiæ *[Mumie]*,
Masticis *[Mastix]*,
Calaminaris *[Zinkspat]* gleiche Teile: je 1 Unze,
Sulphuris liquefacti *[verflüssigter, wahrscheinlich spagyrisch zubereiteter Schwefel]* 2 Unzen,
Succi bryoniæ *[Zaunrübensaft]*, so viel wie man bedarf, um es zu inkorporieren [um eine homogene Masse herzustellen].

Daraus werde gemacht ein Pflaster. Und dieses Rezept ist das geheime Stück in dieser Art [Wunde].

Ein anderes

Rec. Consolid. Regalis *[Rittersporn]* 5 Pfund,
Visci de pino *[Pinienharz]* 1 Pfund,
Mucilaginis de botin *[Lärchenharz, das zu bestimmten astrologischen Konstellationen gesammelt wurde]* 1,5 Pfund,
Mumiæ *[Mumie]* 4 Unzen.
Mache einen Umschlag davon, und dies ist die letzte Kur in diesem Zustand.

Zusatz zum Oppodeltoch

Rec. Carabes *[Bernstein]* 1 Drachme,
Masticis *[Mastix]* 1,5 Drachmen,
Oppodeltoch 4 Unzen.

Zusatz zum Wundtrank

Rec. Thannis (forsan Cyclaminis. Impressus textus habet, Caulis.) *[Unklar. Bei Huser findet sich hier sowohl auf S. 470 als auch auf S. 564: „Caulis". Damit könnten entweder der Kohlstengel gemeint sein oder die Eberwurz/Carlina acaulis. Figulus scheint hier Cyclaminis/Alpenveilchen verstehen zu wollen.]*,
Serpentinæ minoris *[Natterwurz]*,
Agrimoniæ *[Odermennigkraut]* gleiche Teile: ad pondus omnium, der Agrimonien so viel wie die anderen [Bestandteile zusammen].

Zusatz zum Balsam

Rec. Balsamum Christi[125]. [Dabei diesen] Zusatz zum Öl:

Rec. Liquor. Mumiæ *[Öl aus Mumien]* 3 Drachmen,
Serapini *[Sagapenum]* 1 Drachme,
Bdellij *[Bdellium/Weinpalmenharz]* eine halbe Drachme,
Balsami *[Harz des Balsambaums]* 1,5 Unzen.

CAPUT. IX.
Das neunte Kapitel: Von Stichen
Von Kopfstichen, Gliederstichen, Gemächtstichen, Eingeweidestichen, Halsstichen

Kopfstiche

Kopfstiche: Ein Stich tut mehr Schaden als eine Wunde. Ein anderes ist [ein] Stich in den Wunden, das gibt einen langwierigen Paroxysmus. *Paroxysmus chronicus* ist, der da währt bis an das Ende der Heilung der Wunde. Wenn der Kopf eine Wunde bekommt, ausgenommen die Hirnschale, so ist davon zu urteilen wie bei den Wunden.

Wenn ein Stich geschieht am Arm oder Bein, so habe Acht auf die Heilung der Adern. Desgleichen ist sein Ding, wenn er [der Stich] den Bauch trifft [oder] wenn er des Bauches Zentrum oder Umfang trifft, so ist er tödlich, und sie sterben viel eher als die verwundet werden in Regionibus[126] oder [an] den Seiten. In Eingeweidestichen gilt das gleiche wie in den [Eingeweide-]wunden. Alsdann soll man nicht mit den Röhren heften.

Halsstiche, Gemächtstiche [und] Penisstiche haben einerlei Kur oder Heilung, und [es] hat eine andere Heilung von anderen, und solches geschieht

125 Der im ersten Kapitel beschriebene Balsam aus Wein und Öl.
126 An der Seite.

wegen des Krampfs oder der Einziehung der Adern. Was von den Wunden oben wohl gesagt wurde, das taugt allhier auch, ausgenommen bei Halsstichen und Gemächtstichen.

KUR

Rec. Terræ Sigillatæ *[Heilerde. Bei Huser, S. 470, mit dem Zusatz: „Kreidenweiß". Auf S. 564: „quae est schneeweiß"*[127]*. Bei diesen beiden Fassungen fehlt der nun folgende Rezeptbestandteil, so daß es sich hierbei in unserem Text vermutlich um einen Lesefehler für „kreideweiß" handelt.]*,
Weidenweiß *[Weidenmark]*. In Wasser gelegt. Mache ein kleines Müslein.

Zusatz zur Terræ Sigillata

Rec. Dragaganthi *[Traganth]*,
De Spermate Ceti *[Walrat]* gleiche Teile: je eine halbe Drachme,
Balsami *[Harz des Balsambaums]* 1 Unze.

Das ist ein Stichpflaster. In Stichen entstehen Fäulnis [und] geronnenes Blut. Gib [dem Verletzten] das Rezept gegen das geronnene Blut. Accidentia[128] oder andere Zufälle sind dieselben wie bei den [anderen] Wunden.

Stiche zu heilen
Ein Stichpflaster

Rec. Olei lini *[Leinöl]* 2 Unzen,
De baccis lauri *[Lorbeeren, evtl. das Öl]* 5 Unzen,
De vitellis ovorum *[Eieröl. Es wurde wahrscheinlich hergestellt, indem man hartgekochte Eidotter langsam in einem Gefäß über dem Feuer zu einem schwarzen, brenzligen Öl zerfließen ließ.]* 3 Unzen,
Colophoniæ *[Kolophonium]* so viel wie die anderen alle zusammen.
Masticis *[Mastix]*,
Thuris *[Weihrauch]* gleiche Teile: je 1 Drachme,

---

127 Als Probe wird an dieser Stelle bei Huser, S. 564, angegeben, daß die weiße Erde im Wasser nicht zu Boden fallen darf.
128 Verschlimmerungen.

Mumiæ *[Mumie]* eine halbe Unze,
Ceræ virgineæ *[frisches Bienenwachs/Jungfernwachs]* 2 Unzen.
Mache daraus ein Pflaster.

Das erste Stichpflaster ist das beste. Hüte dich vor Meißeln und [etwas] hinein [zu] spritzen. Man soll sie nicht ätzen. Spritzen macht feucht und bringt Fäule. In Stichen soll man nicht mit Draht[129] suchen, wie tief er sei, sondern du sollst Acht haben auf die Zeichen des Todes. Wenn es nicht tödlich ist, alsdann unterstehe dich der Kur oder Heilung. Wenn du ein Pflaster umschlägst, so heilt es den Stich. Wenn es die Seiten getroffen hat, so ist er [der Verletzte] allzeit schwach. Das heißt, er hat einen Defekt sein Leben lang, hat einen blöden Kopf und Hauptblödigkeit.

Der Saft von Basilicone[130] stärkt das Haupt. Wenn das Haupt gestochen wurde, so hilft es auch gegen Schwachheit des Hirns und der Region. Wenn die Rester[131] der Glieder geschwächt [sind], so muß man sie durch Melissenöl oder -saft stärken. In äußerlichen Gliedern bedarf es keiner Kur oder Heilung, denn es geht [von selbst] aus.

CAPUT X.
De Fractura Ossium
Das zehnte Kapitel: Von Knochenbrüchen, [oder] wenn es [das Glied] abgefallen oder abgeschlagen [wurde]

Erstlich lege es [das Glied] recht. Danach heile es mit dem Balsam. Was das Aderfleisch anbetrifft, tut keinen Schaden. Wenn ein Knochen für sich selber bricht, so ist der Schmerz im selben Glied, wenn es aber in einem anderen Glied nahe dabei ist, so ist es eine Anzeigung, daß es abgeschnitten werden soll. Wenn es im oberen Teil in der Dicke gebrochen wird, so fühlt es einer beim Nähen. Hitzige Arznei verdirbt die Schenkel. Zu hartes Binden und trockene Arznei verderben die Wunden. Harte Binden verstocken

---

129 Drahtsonde, ein chirurgisches Instrument.

130 Basilikum.

131 Wahrscheinlich: die Umgebung der Glieder. Bei Huser, S. 470, steht: „regiones membrorum“, und auf S. 564 findet man: „membrorum regiones“.

und verderben den Bruch und verursachen eine Fäulnis. Trockene Arznei dörrt zu viel und ist am gefährlichsten.

KUR:

Das Kraut Sophia[132] tut hier am besten, wenn man es kennt. Wenn du es [die Wunde] gereinigt hast, so hüte dich vor Spalieren[133]. Man soll machen ein Tonasell[134], morgens und abends dazu.

Eine Arznei bei Knochenbrüchen

Rec. Consolid: majoris *[Beinwell]* 1 Pfund,
Satyrionis *[Knabenkraut, wahrscheinlich die Wurzel]*,
Agrimoniæ *[Odermennigkraut]*,
Aristolochiæ rotundæ *[Rundblättrige Osterluzei]*
gleiche Teile: jeweils ein halbes Pfund.

Mache es zu einem Umschlag mit Rosenwasser. *[Bei Huser, S. 567 und S. 471, wird Rosenessig verwendet.]* Lege dieses Pflaster auf, morgens und abends. In vier oder fünf Tagen wird er [der Patient oder der Knochen] mächtig gestärkt. Beinbrüche schwellen gerne an den Schenkeln [an].

KUR oder Heilung

Rec. Succi de feniculo *[Fenchelsaft oder -öl]*,
De portulaca *[Portulak, evtl. Saft oder Öl]* gleiche Teile: je 1 Pfund,
Vini Victicellij *[Unklar. Wenn diese Schreibweise korrekt sein sollte, könnte Clematiswein oder Balsamapfelwein gemeint sein. Bei Huser, S. 565, findet sich allerdings:*

---

132 Besenrauke.

133 Wahrscheinlich: Schienen.

134 Wahrscheinlich: ein spezieller Verband oder eine spezielle Schiene. Bei Huser, S. 471, findet sich stattdessen: „Tenackel“ Dieser Begriff stammt aus der Druckersprache und bezeichnet ein längliches Holz mit einem Stachel.

„Fimi victicelli". Es handelt sich also wahrscheinlicher um Taubenmist, der hier im Text in verschiedenen orthographischen Abwandlungen als „Vitrici" bezeichnet wird.]
3 Pfund,
Consolidæ minoris *[Eines oder mehrere der geringeren „verfestigenden" Kräuter. Dazu zählen Braunelle, Fieberklee, Gänseblümchen oder Sanikel.]*
so viel wie die anderen [zusammen].

Mache einen Umschlag. Diesen warm aufgelegt, morgens und abends über die Geschwulst, 24 Tage lang.

CAPUT XI.
Das elfte Kapitel
Von Hundebissen und Krötenbissen

Hundebiß ist tödlich, denn er kommt aus [dem] Zorn, denn der Hundegeist, das heißt der Atem, [ist] vergiftet. Bisse von Frauen, die ihre Zeit [Menstruation] haben, sind giftig. Ein unsinniger, wütender Hund ist schädlicher als kein wütender. Außerdem: Von einer Hündin ist der allerschädlichste Biß. Schlangenbiß mit den Zähnen ist für sich nicht böse oder giftig, denn das Gift führt sie im Schwanz. Von weißen Schlangen, grau gesprenkelten [und] schwarzen mit rot [gesprenkelten], sind die allerschädlichsten Bisse. Lacertæ[135]: Krötenbiß ist tödlich, denn derselbige Geist oder Atem ist vergiftet. Stelliconisbiß[136] ist tödlich. Außerdem: Krötenbiß und der [Biß] der schwarzen Schlange mit roten Striemen. Etliche Bisse der Schlangen wie auch der Hunde sind wehrhaftig[137] oder chronisch. Eine Spinne, wenn sie eine Ader trifft, so ist es tödlich. Wenn der Skorpion eine Kopfader trifft, so wird daraus Tobsucht oder Unsinnigkeit, [das] ist tödlich. Wenn es aber neben der Ader oder Fleisch [geschieht], so ist es nicht tödlich. Apis, das ist Bienenstachel, macht eine Geschwulst ohne Gift. Pferdebiß ist kein tödliches Werk wie bei den Hunden, außerdem der [Biß der] Vögel.

---

[135] Kröte.
[136] Molch.
[137] Haltbar, andauernd.

Kur oder Heilung
Hundebisse haben einerlei Arznei, wo sie nicht tollwütig gewesen sind

Rec. Olei de Mastich *[Mastixöl]* 1 Unze,
De Camphora *[Kampfer, wahrscheinlich als Öl]* 2 Drachmen.

Vermische es miteinander, und den Biß damit bestrichen. Danach, so brauche das Oppodeltoch. Zwölf Stunden danach, die Adern mit Wasser bestrichen, und abermals das Oppodeltoch gebraucht. Außerdem: Es werden auch die Pferdebisse auf diese Weise geheilt. Aber eines rasenden Hundes Biß wird zu einer langwierigen Krankheit. Er [der Biß] soll zuerst getötet werden, wenn er brennt:

Rec. Olei de Iusquiamo *[Bilsenkrautöl]*,
De Papavere albo *[Weißer Mohn]* gleiche Teile: je 2 Unzen,
De boletis ex Juniperis *[wahrscheinlich ein Pilz, der an Wacholderbüschen wächst]*
1 Unze.
Mische es untereinander.

Mit diesem soll er erstlich und vor allen Dingen ausgelöscht und getötet werden, indem man ein Tüchlein darein netzt und [es] zwei Tage umschlägt. Nach zwölf Stunden soll es wiederum erneuert werden und danach geheilt werden wie eine Wunde. Wenn du aber innerhalb [von] fünf Tagen die Kur nicht brauchst oder ein unerfahrener Arzt vorhanden gewesen [ist], wenn Seitenstiche kommen, welches am allergefährlichsten ist, [wenn] es brennt und schwillt, alsdann schlage dieses um:

Rec. Liquoris Tapsi *[Königskerze vermutlich als Öl oder Destillat]*,
Succi Tapsi *[Königskerzensaft]* gleiche Teile: je 2 Unzen.

[Vermischt mit] dem Saft von Taubenkot, so viel wie die anderen alle [zusammen]. Mache eine Mixtur daraus, und [die] umgeschlagen, [die] nimmt die Geschwulst und zieht das Gift zurück. In fünf Stunden soll man ein neues auflegen, neben die Geschwulst mit dem Tapsenöl[138], so zieht es das Gift an den ersten Ort[139].

Schlangenbisse, die nicht zum Tode führen,
besonders der Weiblein, die nicht tödlich sind

Rec. Succi de Tapso *[Königskerzensaft]*,
De Bethonica *[Heilziest, evtl. der Saft]* gleiche Teile: je 4 Unzen,
De liquoribus Candellæ *[Unklar. Es könnte der Saft des Hanfblättrigen Eibischs/Althaea cannabina gemeint sein, der in der alten Literatur zuweilen als „Candellaria" auftaucht. Möglich wären noch zahlreiche Pflanzen, die im Volksmund als „Kerze", „Kerzlein" oder „Leuchter" bezeichnet wurden. Dazu zählen Breitwegerich, Gänseblümchen, Salbei, Kratzdistel und verschiedene andere.[140] Da diese Pflanzen jedoch in den Schriften des Paracelsus fast stets unter ihren gebräuchlichen Namen auftauchen, ist diese Zuordnung unwahrscheinlich.]*,
Hypericonis *[Johanniskraut, evtl. der Saft]*,
Centaureæ *[Tausendgüldenkraut, evtl. der Saft]* gleiche Teile: je 3 Unzen.

Mische es untereinander. Das sollst du auflegen, [es] zieht den Biß heraus. Danach heile es mit dem Oppodeltoch.

Rec. Ceræ virgineæ *[frisches Bienenwachs/Jungfernwachs]* ein halbes Pfund,
Olei communis *[gemeines Öl]* 1 Pfund,
Cerussæ *[Bleiweiß. Bei Huser, S. 471, ist ebenfalls „Bleiweiß" angegeben. Bei Huser, S. 566, findet sich „cerulae". In diesem Fall könnte Rasselblume/Catananche cerulae gemeint sein, was allerdings kaum wahrscheinlich ist.]* ein halbes Pfund.
Mache ein Schwebtuch[141] daraus mit diesen Zusätzen:

Rec. Florum Tapsi *[Königskerzenblüten]*,
Hypericonis *[Johanniskraut, evtl. die Blüten]*,

---

138 Königskerzenöl.
139 Das heißt: Es zieht das Gift nach außen.
140 Siehe dazu: Marzell, 2000, Band 5, S. 271.
141 Armbinde, Wundpflaster, Verband.

Brunellæ *[Braunelle. Bei Huser, S. 566, findet sich indes „prunellae", also evtl. „Pflaume", was im Zusammenhang mit diesem Rezept wohl auszuschließen ist.]*
gleiche Teile: je 1 Vierling.
Mache es zu einem Pflaster.

Dieses Pflaster soll übergeschlagen werden, und es zieht in drei Stunden aus. Danach brauche es ohne alle [anderen] Mittel, so lange, bis der Kranke nicht mehr klagt. Pulverisierter Magnet hat keine Kraft oder Tugend hierzu. In Schlangenbissen, die zum Tode [geneigt] sind, sollst du zuerst das Gift herausziehen, danach mit dem Oppodeltoch heilen.

Kur oder Heilung

Rec. Terræ Sigillatæ[142], das ist die Erde des Heiligen Paulus, welche mit Speichel vermengt wird. Es wird ein Teiglein daraus. Das umgeschlagen, heilt solche vergifteten Bisse oder Stiche.

Eine andere

Rec. Terræ Sigillat. *[Heilerde]*,
Boli Armeni *[Tonheilerde/Armenischer, roter Fett-Ton/Bolus rubra]* 1 Lot,
Camphoræ *[Kampfer]* eine halbe Drachme,
Olei de Carabe *[Bernsteinöl]* so viel wie nötig ist für eine Salbe.
[Das] übergestrichen.

Wenn eine Schlange einen gebissen hat, alsdann wird das verletzte Glied wie diese Schlange ist, und die Ader wird rot, und das Fleisch wird wie die Schlange. Darauf folgt [eine] Geschwulst, und das Gift läuft zur Seite, und der Atem bleibt einem [dem Patienten] aus, und das ist am allergefährlichsten. Dann nimmt dieses Pflaster solches hinweg:

---

142 Siegelerde/Heilerde.

Ein Sud oder Wasser, wenn das Herz oder der Kopf verletzt wäre

Rec. Olei mystellini *[Unklar. Bei Huser, S. 472, findet sich die Schreibweise „mustellini", auf S. 567: „muscellini". Es dürfte sich also um Wieselfett oder –öl handeln. Eventuell denkbar wären noch andere Mardertiere wie Nerz oder Iltis.]*,
Olei lentisc. *[Mastixöl]* gleiche Teile: je 2 Unzen,
Liquoris mumiæ *[Öl aus Mumien]* eine halbe Unze,
Musci Alexandrini *[Alexandrinischer Moschus]* 1 Skrupel.

Siede solches in einem Topf mit Deckel, so heiß wie möglich. Alsdann, wenn die inneren Glieder, wie das Herz oder das Hirn verletzt sind, so hilft es, aber nicht an einem Glied, wenn einer von außen beschädigt ist. Wenn ein Glied verletzt ist und versteckt, wenn man Mücken haben kann, pflasterweise aufgelegt, [das] ist die beste Arznei.

Rec. Olei Cupressi *[Zypressenöl]*,
Sandal, citrini & rubei *[gelbes und rotes Sandelholz, eventuell als Öl]*
gleiche Teile: je 3 Unzen,
Olei de Camphora *[Kampferöl]* 2 Drachmen.

Vermische es, und lege es auf. [Das] nimmt die Geschwulst und den Schmerz. Wenn aber Löcher kommen, so kuriere es durch das Oppodeltoch. Wenn [der Patient] aber nach dem Biß über seinen Kopf klagt, dann [gib ihm]:

Rec. Liquorem Valerianæ *[Baldrianöl oder -saft]*,
Bethonicæ *[Heilziest, evtl. der Saft]* gleiche Teile: je eine halbe Unze,
Musci *[Moschus]* 4 Gran.
Mache einen Trank daraus. Der nimmt den Nachschaden.

Caput XII.
De Venenis
Das zwölfte Kapitel: Von Giften

Etliche Gifte wirken geschwind oder scharf. Etliche erzeugen Krankheit, etliche den Tod. Die scharfen kommen teils aus den Mineralien und sind wirkender[143] Art, arsenikalisch, oppermentalisch oder auripigmentalischer Art. Das Wirkende ist schlecht. Das Arsenikalische ist stärker, darum muß betrachtet werden, welcherlei Art ein Gift sei, ob es arsenikalisch [ist] oder anders. Wenn einer, nachdem er Gift gegessen oder bekommen [hat], sich beklagt, er sei krank und es brenne ihm im Grüblein[144] nach dem Durst[145]. Wenn er danach spricht: „Es deucht mich, daß es mich sticht in der Seite und mir einen Ekel oder Grauen bringt", so ist es ein Zeichen empfangenen Gifts. Darauf folgen auch Blätterlein[146] auf der Zunge, danach Ausdörren wie ein [Holz-]span, danach entfärbt er sich. Wenn diese Sachen kommen, so ist es ein Zeichen, daß er von [giftigen] Mineralien gegessen hat. Danach, wenn es zum Tode führt, so kommen Blätterlein auf der Zunge, die Bräune[147], danach Dysuria (roter, dicker Urin), in [den] Schenkeln Lähmung, danach Geschwulst unter dem Grüblein. So ist es auch ein Zeichen, daß er Gift gegessen habe. Der Theriak[148] von den Landfahrern wird sonst gelobt.

Solches geschieht außerdem von außen, wenn das Arsenik wirkt. Es entfärbt die Haut. Nach dem Tode wird sie schwarz, mit weiß gesprenkelt. Wenn man auf getrunkenes Gift ohne alles Zögern flugs eine Arznei braucht, so hilft es in zwei Stunden, wo nicht, da steht es gar sorgenvoll.

KUR

Rec. Medull: exsiccat *[getrocknetes Knochenmark]* 3 Drachmen,
Olei mystellini *[Unklar. Bei Huser, S. 472, findet sich die Schreibweise „mustellini", und auf S. 567 „muscellini". Es dürfte sich also um Wieselfett oder –öl handeln. Eventuell denkbar wären noch andere Mardertiere wie Nerz oder Iltis.]* 7 Unzen,
Olei de granis Juniperi. *[Wacholderbeeröl]* eine halbe Unze,
Musci boni *[guter Moschus]* 1 Skrupel.

---

143 Reizender(?).
144 Herz- oder Magengrube.
145 Das heißt: nachdem er getrunken hat.
146 Kleine Blasen.
147 Angina.
148 Aus zahlreichen Bestandteilen zusammengesetzte Universalarznei oder Antidot.

Siede davon einen Trank, und nimm ihn im Trunk. Danach mag er Gift nehmen und nach zwei Stunden probieren, aber wenn du Spinnen dazu nimmst, so macht es Schwellungen, und es ist nicht gar so gefährlich. Alsdann brauche diese Arznei:

Rec. Triferiæ Saracenicæ *[Unklar. Als „Saracena" wurde in der alten Kräuterliteratur Geißraute/Geißklee/Galega officinalis bezeichnet. Sehr wahrscheinlich ist sie hier gemeint, und „Triferiae" könnte dann ein Druckfehler für „Trifolium" sein. Osterluzei/Aristolochia findet man zwar auch bisweilen unter dem Begriff „Sarazenia" in alten Texten, da sie im vorliegenden Werk jedoch durchgehend als „Aristolochia" auftaucht, ist diese Zuordnung unwahrscheinlich.]* 1 Unze,
Theriacæ bonæ *[guter Theriak]* 1 Drachme,
Laudani exsiccati *[getrockneter Schlafmohnsaft oder getrocknete Opiumtinktur]*
2 Skrupel.

Mache eine Latwerge[149] daraus. Die Dosis oder Gewicht [sie] einzunehmen, ist von einer Drachme bis auf anderthalb Drachmen. Dieses Mus oder Latwerge nimmt hinweg das Gift. Die Schlange genannt Tyrus[150] ist das höchste Geheimnis im Theriak, auch grüne Eidechsen oder Stellione, und es kann auch aus solchen Eidechsen ein Theriak gemacht werden. Opium, Mandragora[151] [und] Papaver[152], sind alle miteinander im Theriak verboten. Der alexandrinische [Theriak] ist der beste, denn es kommt auch zum Ingress[153] darein Terra Sigillata. [Das] ist die beste Arznei wider [das] Gift. Tyrus ist das Arkanum im Theriak, [sie] hat ein vornehmes Glied gegen Gift, und je giftiger, je besser ist sie.

Aus Ostrutio[154] und Enzian wird ein Theriak gemacht, aber fälschlich, wie [es] die Landfahrer pflegen. Lacertæ[155], die schwarze und rote Bäuche ha-

---

149 Dickes, eingekochtes Mus.

150 Wahrscheinlich: Viper. Bei von Cuba, 1536, 1. Buch, Caput CXLVI, findet man: „Tyrus ist eyn schlang bey der statt Jiericho bey den wüsten des Jordans."

151 Alraune.

152 Schlafmohn.

153 Eintritt (vermutlich in den Körper).

154 Meisterwurz.

155 Eidechsen.

ben, und Stellio[156], sind die allergiftigsten Tiere. Aber sie haben ein vornehmes Glied, welches das beste Arkanum ist gegen Gift. Peucedanum[157] und Ostrutium, wenn es mit Honig gesotten wird, so ist es die kräftigste Arznei bei Gift, sonderlich wenn einer Spinnen gegessen hat, wie es dem Vieh geschieht. Wenn eine Kuh Schmalz frißt, so ist es ihr [ein] Gift, aber nicht dem Menschen. Die Kühe bekommen kein Gift von den Mineralien, sondern entweder von Spinnen oder von Kröten. Das aufgeschlossene Gold oder Aurum potabile[158] ist die letzte Arznei gegen Gifte.

Etliche [Gifte] kommen aus dem Element der Erde, wie schwarzer Bernstein[159] (das ist Carabe), Glaserz[160] und alle Dinge, welche bald das Fleisch aufsiedend machen. Die haben in sich Gift. Esse beileibe solches Fleisch nicht. So sie aber solches Fleisch essen, so empfinden sie nichts Böses, sondern sie dörren aus und schwinden. Endlich klagen sie [über] den Rücken und sterben. Sal Alkalia[161] und fließende, zähe Weine und was von gebranntem Weinstein ist, [das] sind allesamt Gifte. Danach Milchsud (Lactinia), der mit Kräutern gemischt wurde. Zum Beispiel: Wenn du Wermut mit Ziegenmilch siedest, so ist es ein Gift, und sie [die davon trinken], befinden sich übel in der Lunge. Diese Gifte trocknen aus, dörren aus.

SIGNA, Zeichen

Wenn die Krankheit im Patienten ist, und der Harn zeigt dieselbe Krankheit nicht an, daß einer krank sei, [dann hat] der Gift gegessen, und man muß nicht nach dem Harn urteilen, sondern nach der Krankheit. Wenn einer sagt, er sei krank, und der Urin oder Harn ist gut und zeigt nicht an, daß er krank sei, so hat er Gift gegessen. Es mag sich auch zutragen, daß einer vergiftet sei und eine andere Krankheit habe. Die Zeichen sind vielmehr im Kranken [selbst] zu betrachten als [im] Harn, wenn sie nicht zusammentreffen.

---

156 Molche.

157 Anderer Name für Meisterwurz.

158 Alchemistisches Trinkgold.

159 Gemeint ist hier nicht Bernstein, sondern Asphalt/Erdpech.

160 Silberglanz.

161 Laugensalze.

Wenn der Kranke in Abnehmung des Leibes oder Verzehrung geht und dieselbe Abnehmung schlägt in die Hecticam[162] und Phtisin[163] oder Schwindsucht: Wenn du [dann] nichts anderes findest, so hat er Gift genommen. Wenn er sich beklagt und Schmerzen vorhanden sind, die sich ändern im Rücken und wiederum im Thorax oder Schulterblatt, alsdann ist es ein Zeichen, daß Gift vorhanden [ist], und man muß den Urin nicht betrachten. Sondern nimm dir das Kapitel von der Kur oder Heilung des Giftes vor.

Rec. Terdoliæ (das ist Angelicæ, ein versetztes Ostrutium) *[Engelwurz]*
1 Pfund,
Essentiæ vini vom roten dicksten Wein *[entweder eingetrockneter Rotwein oder spagyrische Weinessenz oder wahrscheinlicher: „philosophischer Weingeist"]* 3 Pfund,
Laudani exsiccati *[getrockneter Schlafmohnsaft oder getrocknete Opiumtinktur]*
eine halbe Unze.

Mache es zu einem Öl. [Dessen] Dosis, das heißt, so viel [wie] man auf einmal geben soll, [ist] wie beim Aurum potabile oder aufgelösten Gold vier bis sieben Gran. Außer diesem aufgeschlossenen Gold wirst du nichts anderes finden, das mehr Nutzen schafft.

Es ist auch eine andere Art eines Giftes, welches vom Tiere kommt, das überschreite ich jetzt: Es setzt sich im Magenmund [an], und es kommt Orexis[164] mit einem Magenbrennen, danach Erbrechen. Danach, wenn das Vomitiv[165] in acht oder neun Stunden nichts ausrichtet, so kommt das Gift wiederum. Das trocknet es aus, [und] danach folgt der Durst. [Sie] trinken wenig, danach [folgen] Reißen oder Grimmen in den Därmen. (Rhasis[166] spricht, es sei die Kolik, wie auch sein Kommentator oder Ausleger Drusianus[167].) Nach acht Tagen kommt es wieder. Nach acht Tagen abermals wie-

---

162 Schwindsucht.

163 Ebenfalls: Schwindsucht.

164 Würgen.

165 Brechmittel.

166 Rhasis (860-932), bedeutender arabischer Arzt.

167 Turisanus de Turisanis (gestorben ca. 1320), medizinischer Schriftsteller und Theoretiker.

der. Danach schrumpfen die Eingeweide zusammen, und sie kotzen den Dreck [Kot] zum Mund aus, und das ist ein Zeichen des Todes. Wenn es zum Grimmen kommt oder (wie andere wollen), zu einer Kolik, alsdann:

Rec. de Liquoribus Iassæ *[Saft oder Öl aus wilden Stiefmütterchen]*,
Cardonis *[Unklar. Wahrscheinlich ist eine Distelart/Kardone gemeint, eventuell Benediktendistel. Brunnen- oder Gartenkresse wurde in der älteren Kräuterliteratur zuweilen als „Cardomus" bezeichnet. Brennender Hahnenfuß/Ranunculus flammula findet man zwar auch bisweilen unter dem Begriff „Cardona" in alten Texten. Da er sich im vorliegenden Werk jedoch durchgehend vermutlich hinter dem Begriff „Flammula" verbirgt, ist diese Zuordnung unwahrscheinlich. Bei Dorn, 1584, S. 28, findet sich: „Cardonium, est vinum herbis medicatum". Im Zusammenhang mit dem vorliegenden Rezept macht diese Zuschreibung aber wenig Sinn.]*,
Gribbi (so nennt man die Angelica) *[Engelwurz]* gleiche Teile: je 3 Unzen,
Succi seminis lini *[der Schleim von gequollenem Leinsamen]*,
Succi Psilij *[der Schleim von gequollenem Flohsamen]* gleiche Teile: je 6 Unzen,
des besten Weines, so viel [wie] genug [ist].

Mache es zu einem Öl oder Mucilag[168]. Seine Dosis ist von Kist[169] an bis auf sechs Unzen. Das aufgelöste Gold ist besser als dieses Rezept.

CAPUT. XIII.
De Mugis
Das dreizehnte Kapitel
Von Erfrierungen

Eine [Art] Erfrierung erzeugt Blattern und Blasen. Eine [andere] erzeugt Fäule. Eine andere Erfrierung erzeugt Unempfindlichkeit. Wenn Blattern entstehen, so ist es ein Zeichen, daß derselbe Mensch blutreich ist. Wenn aber die Kälte oder Erfrierung zur Fäule wird, so hat er wenig vom Salz[170]. Der Frost, der da führt zur Unempfindlichkeit, da hat er [der Patient] viele Exkremente.

---

168 Schleim/Mus/Gallerte.

169 Gewichtsmaß. 1 Kist = ca. 0,9 Gramm.

170 Gemeint ist vermutlich das alchemistische Sal-Prinzip, hier in seiner Eigenschaft als fäulniswidrige Komponente.

KUR

Die Arzneien, welche die Hitze kurieren, die kurieren und heilen auch den Frost. Die den Brand [Verbrennung] ausziehen, ziehen auch aus das Erfrorene aus. Man muß durchdringende Arznei gebrauchen, wenn einer inwendig erfroren ist, sonst folgt darauf der Aussatz, Tympanichtes oder Hyposarca, das heißt Wassersucht oder Geschwulst.

Beschreibung der Kur

Rec. Seminis Erucæ communis *[Samen vom wilden, weißen Senf]*,
Castorei *[Bibergeil]* gleiche Teile: je 1 Drachme,
Piperis utriusque *[ein Gemisch aus zwei Pfeffersorten, z.B. schwarzer und langer Pfeffer etc.]*,
Zinziberis *[Ingwer]* gleiche Teile: 3 Drachmen,
des besten Theriaks so viel [wie alle] anderen [zusammen].

Mache daraus einen Bolum[171]. Sein Gewicht (oder Eingabe) ist von einer Drachme schwer bis auf drei. Zuerst soll man dieses Diaphoreticum[172] geben, es sei [die Erfrierung], in [welchem] Glied sie wolle. Die Diaphoretica, die in der Pestilenz gegeben werden und den Schweiß bringen, die muß man geben auf fünf oder sechs Stunden. Danach soll man zuerst die äußerlichen Glieder kurieren. Eruca ist weißer Senf und bedeutet nicht den anderen [schwarzen] Senf. Das Diaphoreticum soll man allezeit geben so lange und viel, bis der Harn goldfarben sei. Wenn er rötlich ist, soll man dieselben Diaphoretica gebrauchen, bis er weiß wird. Wenn er auch schwitzt, kannst du von außen ein Pflaster auflegen. Wenn sie erfrieren, daß sie einschlafen und wenn sie Blätterlein bekommen, so ist es einerlei Heilung. Wenn jemand verbrannt ist, so muß man nicht kalte Sachen anwenden, [genauso] als wenn einer erfroren ist.

---

171 Brocken/Tablette.
172 Schweißtreibendes Mittel.

Rezept

Rec. Olei de nucib. *[Walnußöl]* 1 Pfund,
Myrtillor *[Vermutlich Myrtenöl/Myrtus communis. Es könnte zwar auch verdickter Saft aus Heidelbeeren/Vaccinium myrtillus oder ein Destillat daraus gemeint sein, diese Zuordnung ist aufgrund der pharmakologischen Eigenschaften jedoch eher unwahrscheinlich. Figulus versteht bei der Beschreibung des „16. Zufalls" ebenfalls „Myrte". Siehe Fußnote 102.]* 4 Unzen,
Calcis extinctæ *[gelöschter Kalk]* ein halbes Pfund.

Mische es untereinander, und mache es zu [einem] Umschlag. Den sollst du auflegen früh und abends und genauso binden wie bei Wunden.

Eine andere

Rec. Olei de nucibus extincti in aqua Plantaginis *[heißes Walnußöl, das in destilliertem Wegerichwasser abgelöscht wurde]* ein halbes Pfund,
Butyri extincti in Rosenessig *[heiße Butter, die in Rosenessig abgelöscht wurde]* 1 Vierling,
Seminis lini *[Leinsamen]* 2 Unzen.

Mache daraus eine Mixtur. Die zieht den Frost aus, wenn die Glieder schlaff oder unempfindlich sind oder wenn Blätterlein aufgefahren sind. Wenn es zur Fäulnis wird, alsdann:

Rec. Serapini *[Sagapenum]*,
Galbani *[Galbanum]* gleiche Teile: je eine halbe Unze,
Olei de petra *[Steinöl]* 4 Unzen.

Mische es untereinander. Dieses zieht den Frost aus, der aus [der] Fäulnis kommt, und meistens folgt darauf Aussatz, und [das] hat seine eigene Kur, und du sollst es binden, bis es gar zuheilt.

CAPUT XIV.
De Adustionibus
Das vierzehnte Kapitel
Von Verbrennungen

Etliche Verbrennungen kommen vom Öl, andere vom Kalk, vom Schwefel etc. Wenn die Verbrennung des Kopfes Adern berührt und einen durchdringenden Geist hat, so ist es ein tödliches Zeichen. Warmes [heißes] Wasser, Öl, Holz, Schwefel und Harz haben keinen Geist zu töten bei sich. Salpeterwasser[173] hat einen tödlichen Geist. Wenn bisweilen einer stirbt vom Holzbrand, geschieht es, weil das Blut häufig herausgespritzt [ist]. Oder derselbe Schmerz oder Austrocknung zieht den Geist an sich und macht Durst, und indem man den Durst löscht, so stirbt er [der Patient]. Pulver, das Salpeter bei sich hat, wenn es eine Ader getroffen [hat] und das Blut herausläuft, so ist es ein Zeichen des Todes. Wenn das Blut nicht liefe, so kann er noch kuriert werden. Wenn einer die Hand verbrennt und das Blut herausbricht und ein Fieber dazu kommt, so stirbt er. Von Milch oder warmem Wasser soll der Brand nicht ausgezogen werden, sondern es ist nur der Schmerz. Man soll den Brand löschen, denn es ist etwas anderes, den Brand [zu] löschen und ein anderes, den Brand ausziehen.

Brand zu löschen

Nimm heißen Speck, und gieße ihn in ein kaltes Wasser, und es wird weiß. Dies ist eine Salbe zum Löschen. Oder: Lasse den Speck brennen und die Tropfen in kaltes Wasser fallen. Außerdem: Warme Milch löscht den Brand. Sie lindert. Man soll nicht Dinge brauchen, die den Brand zusammenziehen.

Eine Löschung im Brand, der nicht tödlich ist

Rec. Olei de nucib. præparati *[Walnußöl, evtl. spagyrisch aufbereitet]* 1 Pfund,
Olei lini præparati *[Leinöl, evtl. spagyrisch aufbereitet]* ein halbes Pfund,
Hirschunschlitt *[Hirschtalg]* 1,5 Pfund,

---

173 Salpetersäure.

Ceræ virgineæ *[frisches Bienenwachs/Jungfernwachs]* 1 Vierling.

Mache daraus eine Salbe. Diese beschriebene [Salbe] nimmt den Brand, ohne Mittel zwei Mal aufgelegt. Danach, wenn etwas zurückbliebe, heile es wie andere Wunden.

Löschung im Brand, der tödlich ist

Rec. Bdellij *[Bdellium/Weinpalmenharz]* 1 Unze,
Mumiæ *[Mumie]* 2 Unzen,
der vorher beschriebenen Salbe 1 Vierling.

Mische es durcheinander, und [dann] aufgelegt. Die Zufälle bei Brandblasen sind unendlich und entspringen aus [der] Unerfahrenheit des Arztes. Außerdem: Es kommen Löcher, und [es] stinkt heftig. Diesen begegne und komme so zu Hilfe:

Rec. Consolid. Regalis *[Rittersporn]* 4 Unzen,
Serpentinæ *[Natterwurz]* 2 Unzen,
Olei vitellorum Ovorum *[Eieröl. Es wurde wahrscheinlich hergestellt, indem man hartgekochte Eidotter langsam in einem Gefäß über dem Feuer zu einem schwarzen, brenzligen Öl zerfließen ließ.]*, das heißt: Eieröl so viel [wie] die anderen alle [zusammen] sind.

Mache daraus einen Umschlag. Es soll zusammengehalten werden. Bisweilen, wenn es sich zuträgt an [den] Ellbogen [oder] Achseln, so mußt du es zuerst heilen, sonst folgt darauf [die] Paralysis oder Lähme.

Rec. Olei de Mastich *[Mastixöl]*,
Sanguinis draconis *[Drachenblut]* gleiche Teile: je 3 Unzen,
Olei de Piperibus *[Pfefferöl]*, so viel [wie] die anderen alle [zusammen] sind.

Mische es untereinander, und schmiere sie trefflich wohl, und es nimmt weg die Paralysis. Wenn es [sie] aber nicht hinwegnimmt, so heile so lange, bis es durchdringend werde. Baden hält man für gut, danach Einreiben. Mit lebendigem Kalk oder mit Hahnenfuß temperiere das Bad. Wenn Blätterlein kommen, als wenn einer einen mit Nesseln gestrichen oder geschlagen hätte, da ist eine Hoffnung der Gesundung da, wo nicht, so ist es tödlich. Wenn einen das Wetter[174] getroffen hat und eine Herzader berührt hat oder [eine Ader] der Leber, so ist es tödlich. Wenn der Dunst ihn allein berührt, so ist noch eine Hoffnung da, daß ihm mag geholfen werden. Wasser von Natterwurz ist die höchste Medizin und Arznei. Wenn die Sonne einen verbrennt und [es] kommen Blätterlein, alsdann nimmt warme Milch dasselbe hinweg. Tunke ein Tüchlein in warme Milch, und schlage es um.

CAPUT XV.
De Ruptura
Das fünfzehnte Kapitel
Vom [Leisten-]bruch

„Didymus" werden genannt die zwei Löcher bei den Hoden, die heben, daß das Eingeweide nicht durchsinke und falle.[175] Bisweilen wird der Didymus gebrochen vor Fettigkeit, und die Eingeweide brechen oder zersprengen ihn wie ein kleines Netz. Bisweilen [geschieht das] vom großen Schreien, wie bei kleinen Knaben. Bisweilen bricht er von sich selber aus Schwachheit. Bisweilen geschieht es in Klöstern, dann sie sind zu feist vor Faulheit. Es sind böse Krankheiten. In Klöstern brechen sie bald und gar leicht. Und das geschieht aus Faulheit und Fettigkeit, welches doch keine rechte Feistigkeit ist.

KUR

Es ist zweierlei Heilung. Eine geschieht durch Hodenschneiden, die andere ohne Schnitt. Sanicula[176], Diapensia[177], Alchimilla[178] und Agrimonia[179] tun gute Hilfe, wenn der Didymus nicht ganz gerissen ist. Consolida minore

---

[174] Blitz.

[175] „Didymus" bezeichnet nicht die besagten Löcher, sondern das sie umgebende Gewebe der Leiste und des Bauchraumes.

[176] Sanikel.

[177] Ebenfalls: Sanikel.

[178] Frauenmantel.

[179] Kleiner Odermennig.

Regali[180]: [Damit] hat es Rogerius kuriert und geheilt, und [das] trefflich wohl. Mit Weißem Sanikel hat Guido den Bruch geheilt als Nebenbruch, und auch erfolgreich. Halte einen Magneten an den Didymo, und gib ihm [dem Patienten] einen Trank von Eisenfeile: Petrus de Archelatu spricht, daß das helfe, aber fälschlich. Galenus sagt, daß er soll auf dem Rücken liegen und Wundsalben nehmen, und [man soll] ihm einen Trank eingeben.

Wer den Bruch heilen will, der soll den Didymus anfüllen, auf welche Weise es nur geschehen möge. Weißer Sanikel [und] Aristolochia alba[181] heilen den Bruch. Gib dem Patienten davon zu essen in einem Müslein. Weibspersonen soll man es aber nicht geben.

Conglutinatio ist, wenn ein Ding aneinanderwächst. Es ist einerlei Kur bei Mannes- und Weibspersonen [wie] beim Bruch und bei Beinbrüchen. Man muß hier hinein koagulierende Materie aus den Nieren hinzuführen oder aus dem nächsten Ort, daß es den Didymus koaguliere. Man muß zusammenwachsenmachen im Bruch. Das geschieht durch eine merkurialische Arznei, welches der Mispel[182] oder Viscus tut. Außerdem durch Mineralien wie Realgar[183]. Hierher gehören auch die Täfelein oder Zeltlein von Weihrauch [und] ein Pflaster, welches Fettigkeit macht. Das ist mißlich bei den Weibern, wenn sie schwanger wären, wo aber nicht, so ist es gut zu gebrauchen.

Beschreibung der merkurialischen Medizin

Rec. Merkurij *[Quecksilber]*,
Horizontis albi *[spagyrisches Quecksilberpräparat. Evtl. könnte es sich dabei auch um den „philosophischen Merkur“ aus Silber handeln.]*
gleiche Teile: je eine halbe Drachme,
Mortificati *[wahrscheinlich: auf spagyrischem Wege verfestigtes Quecksilber]*
2 Drachmen,

---

180 Eines der geringeren „verfestigenden“ Kräuter. Dazu zählen u.a. Braunelle, Fieberklee, Gänseblümchen oder Sanikel.

181 Weiße Osterluzei.

182 Mistel.

183 Rote Arsenblende.

Olei ex semine Hypericonis *[Johanniskrautsamenöl]* 7 Drachmen,
Liquorum Mumiæ *[Öl aus Mumien]*,
Masticis *[Mastix]*,
Myrrhæ *[Myrrhe]* gleiche Teile: je 2 Skrupel,
Liquoris Consolidæ *[Saft aus einem „verfestigenden" Kraut, z.B. Feldrittersporn oder Beinwell]*
so viel wie vonnöten ist zur Festwerdung.

Diese Salbe schlage um in [der] Menge und [Art und] Weise wie ein Pflaster, neben dem Bruch zwei Finger oberhalb umherlegend. Wenn er [der Patient] eine Linderung empfindet, alsdann brauche dieses Mittel, das zusammenwachsen läßt:

Rec. Aristolochiæ albæ *[Weiße Osterluzei]*,
Succi agrimoniæ *[Odermennigsaft]*,
Liquoris de brancha ursine *[Bärenklausaft]*,
Trinichtatis id est, Trifolij *[Bei Huser, S. 569, findet sich: „Trinitatis". Der Zusatz „Trifolij" zeigt, daß hier sehr wahrscheinlich ein Klee gemeint ist. Denkbar wären z.B. Wund- oder Rotklee.]*,
Foliorum Cyclaminis *[Blätter des Alpenveilchens]*,
Barbæ Jovis *[Jupiterbart/Große Hauswurz]*,
Azariana *[Sehr wahrscheinlich ist Haselwurz/Asarum europaeum gemeint. So steht bei Huser, S. 569, auch „Asari".]* gleiche Teile: je 2 Unzen
Boli Armeni *[Tonheilerde/Armenischer, roter Fett-Ton/Bolus rubra]*,
Dragaganthi *[Traganth]* gleiche Teile: je 3 Unzen.

Mache es zu einem Pflaster. Das festigt gewaltig. Schlage es morgens und abends um, fünf oder sechs Tage. Lasse den Kranken bisweilen aufstehen, eine Stunde oder zwei. Das Weiße vom Ei ist die rechte Tötung [Verfestigung] des Quecksilbers.

Nun folgt das Rezept, das fett macht: Schlage es um den Bauch, [es] macht den Bauch fett. Auch den Beinen tut es dergleichen:

Rec. Pinguedinis Cervi *[Hirschfett]* 10 Unzen,
Stincorum *[Unklar. Bei Gersdorf, 1517, Index, findet sich: „Stinci/seind wasser eygedess/die bringet man auch aus welsch landen." Es handelt sich also wahrscheinlich um*

Skinke/Glattechsen und nicht um etwas Stinkendes. Dafür spricht die Tatsache, daß in diesem Rezept als Mengenangabe kein Gewichtsmaß angegeben ist, sondern eine Zahl. Bei Aschner, Band 3, S. 405, findet sich die alternative Schreibweise „Sintocorum". Die Tatsache, daß der Begriff dort in Zusammenhang mit Eidechsen erwähnt wird, erhärtet diese Zuordnung,] 12 Stück,
Lacca & Lac *[Schellack, rot und weiß]* gleiche Teile: je 1,5 Unzen.
Mache es zu einem Pflaster mit ein wenig Wachs.

Ein anderes Pflaster zum Bruch

Rec. Calaminaris *[Zinkspat]*,
Tutiæ *[Zinkerz, hauptsächlich aus Zinkoxid bestehend]*,
Carabes *[Bernstein]* gleiche Teile: je eine halbe Drachme,
Seminis plantagin *[Wegerichsamen]* 6 Drachmen,
Olei myrtillorum *[Vermutlich Myrtenöl/Myrtus communis. Es könnte zwar auch verdickter Saft aus Heidelbeeren/Vaccinium myrtillus oder ein Destillat daraus gemeint sein, diese Zuordnung ist aufgrund der pharmakologischen Eigenschaften jedoch eher unwahrscheinlich. Figulus versteht bei der Beschreibung des „16. Zufalls" ebenfalls „Myrte". Siehe Fußnote 102.]* so viel wie nötig.

Mache ein Schwebtuch mit Wachs, so viel wie nötig ist. Übergelegt, und vier Wochen lang auf dem Rücken liegen bleiben. Wenn einer ein Hodenband trüge während eines ganzen Jahres und tränke einen Wundtrank, so ist es möglich, daß er geheilt wird.

Ein Trank, der den Knaben in der Wiege gegeben wird

Rec. Aristoloch. albæ *[Weiße Osterluzei]* 2 Unzen,
Pervincæ *[Immergrün]*,
Diapensiæ *[Sanikel]* gleiche Teile: je 5,5 Unzen,
Consolidæ major: *[Beinwell]* 1 Unze,
guter Wein, so viel wie genug ist zu einem Sud oder Wasser.

CAPUT XVI.
De Crepatura[184]
Das sechzehnte Kapitel
Wenn die Felle[185] *zu groß sind*

Wenn die Felle zu groß sind, so soll man es hineintun in ein Bad, das fein warm ist, und [es] soll zusammengezogen werden, und [man soll] Stiptica[186] gebrauchen:

Rec. Boli Armenj *[Tonheilerde/Armenischer, roter Fett-Ton/Bolus rubra]*,
Gummi Arabici *[Gummi Arabicum]*,
Dragaganti *[Traganth]* gleiche Teile: je 6 Drachmen,
Croci Martis *[Eisenoxid, evtl. spagyrisch aufbereitet]*,
Cerussæ ablutæ *[gereinigtes Bleiweiß, wahrscheinlich spagyrisch aufbereitet]*
gleiche Teile: je 7 Drachmen,
Olei myrtillorum *[Vermutlich Myrtenöl/Myrtus communis. Es könnte zwar auch verdickter Saft aus Heidelbeeren/Vaccinium myrtillus oder ein Destillat daraus gemeint sein, diese Zuordnung ist aufgrund der pharmakologischen Eigenschaften jedoch eher unwahrscheinlich. Figulus versteht bei der Beschreibung des „16. Zufalls" ebenfalls „Myrte". Siehe Fußnote 102.]* so viel wie zu einem Umschlag genug ist.

Dies sollst du überlegen bei Crepatura, wenn die Felle zu groß [sind], daß es zusammenziehe oder austrockne. Wenn einer Vergicht hat oder zittert an den Händen und dabei den Singultum oder Höschel[187] kriegt, dann stirbt er innerhalb von 24 Stunden. Höchstens bleibt er 32 Stunden leben.

FINIS Chirurgiæ Minoris oder der kleinen Wundarznei Theophrasti Paracelsi

---

184 Eigentlich: Riß/Spalte.
185 Haut. Manchmal wird der Begriff auch auch für Flecken auf der Haut verwendet.
186 Zusammenziehende Mittel/Blutstillung.
187 Schluckauf/Schluchzen.

Im Text auftauchende Maße und Gewichte

1 Pfund: ca. 360 g
1 Vierling: ca. 140 g. In seltenen Fällen kann auch ein Viertel eines direkt zuvor erwähnten Gewichtsmaßes damit gemeint sein.
1 Unze: 30 g
1 Drachme: 3,75 g
1 Scrupel: 1,25 g
1 Kist: ca. 0,9 g
1 Gran: 0,06 g

IN VORBEREITUNG:

Paracelsus

Einhundertvierzehn Experimenta und allerhand treffliche und bewährte Arzneimittel

Nachdruck der Straßburg 1606
Zum ersten Mal vollständig in modernes Hochdeutsch übertragen
und mit Anmerkungen versehen
von Daniel Hornfisher

Diese kleine, aber überaus inhaltsreiche Schrift zählt zu den seltensten Werken, die unter Hohenheims Namen herausgekommen sind. Sie enthält 114 Krankheitsgeschichten mit detaillierten Angaben zu den jeweiligen Personen, ihren Symptomen, der Diagnose und der darauffolgenden Therapie. Auf diese Weise schaut man den Beteiligten bei der Behandlung gleichsam über die Schulter. Das Buch ist eine reiche Fundgrube für den medizinihistorisch Interessierten und den Naturheilkundler, der sich mit der Praxis paracelsischer Behandlungsweisen beschäftigt.

„Das beste Zahnpulver habe ich zubereitet aus Rosmarinasche, das macht die gelben Zähne weiß und heilt das geschwollene Zahnfleisch alsbald ohne Bluten.“ (Experiment LXVII)

ISBN: 978-3-932961-63-2

Bereits lieferbar:

Michael Blumert & Dr. Jialiu Liu

Jiaogulan
Chinas „Pflanze der Unsterblichkeit"

„Wie Ginseng. – Nur viel, viel besser!"

In abgelegenen Regionen Chinas gibt es Gegenden, in denen die Bewohner außergewöhnlich alt werden. Dabei erfreuen sie sich stets bester Gesundheit. Krebs, Herz-Kreislaufprobleme und viele andere Krankheiten sind kaum bekannt. Man führt diesen Effekt darauf zurück, daß die Einheimischen täglich eine bestimmte dunkelgrüne Wildpflanze zu sich nehmen. Ihr Name lautet *Jiaogulan.*

Zahlreiche wissenschaftliche Forschungen bestätigen: Dieses unscheinbare Kraut besitzt außerordentliche vorbeugende, verjüngende und heilende Eigenschaften. Jiaogulan ist unter anderem besonders reich an Saponinen. Diese Substanzen sind auch die Hauptwirkstoffe des Ginsengs. Während im Ginseng jedoch lediglich 28 verschiedene Saponine nachgewiesen sind, verfügt Jiaogulan über die beeindruckende Menge von 82 dieser wertvollen Inhaltsstoffe! – Einige davon sind sogar völlig identisch mit denen des Ginsengs!

Dieses Buch beschreibt die Geschichte und Anwendung dieser kostbaren Pflanze. Besonderer Wert wird auf die ausführliche Darstellung wissenschaftlicher Studien gelegt. Sie beweisen nämlich eindeutig: Jiaogulan heilt zahlreiche Krankheiten und stärkt das Immunsystem. Er ist zugleich ein wunderbares Anti-Aging-Mittel. Er verlangsamt den Alterungsprozeß und hält den Körper gesund und fit bis ins hohe Alter. Darüber hinaus steigert Jiaogulan die physische Leistungsfähigkeit. Deswegen wird er bereits von vielen Sportlern verwendet, die ihre Fitneß damit deutlich verbessern!

In einem speziellen Kapitel zeigt Heilpraktiker Weicker, wie man Jiaogulan mit Ling Zhi kombinieren und täglich einnehmen kann. So verstärken beide Pflanzen ihre Wirkung sogar gegenseitig!
ISBN: 978-3-932961-33-5
Ca. 136 Seiten, Paperback mit Abbildungen.